Yvonne Wagner / Andreas Schlumberger

FITNESS GUIDE FÜR MANAGER

Yvonne Wagner / Andreas Schlumberger

FITNESS GUIDE FÜR MANAGER

Damit es auch im Sport richtig läuft

Frankfurter Allgemeine Buch

Bibliografische Information der Deutschen Nationalbibliothek
Die Deutsche Nationalbibliothek verzeichnet diese Publikation in der Deutschen Nationalbibliografie; detaillierte bibliografische Daten sind im Internet über http://dnb.d-nb.de abrufbar.

Yvonne Wagner / Andreas Schlumberger
Fitness Guide für Manager
Damit es auch im Sport richtig läuft

Frankfurter Societäts-Medien GmbH
Frankenallee 71 – 81
60327 Frankfurt am Main
Geschäftsführung: Oliver Rohloff

1. Auflage
Frankfurt am Main 2017

ISBN 978-3-95601-203-7

Frankfurter Allgemeine Buch

Umschlag Julia Desch, Frankfurt Business Media GmbH –
Titelbild © janvier - Fotolia.com
Illustrationen Karsten Schreurs, GROBI Grafik & Illustration
Satz Wolfgang Barus, Frankfurt am Main
Druck CPI books GmbH, Leck

Wichtiger Hinweis

Alle Ausführungen und Anleitungen in diesem Buch wurden von den Autoren nach bestem Wissen erstellt und mit größtmöglicher Sorgfalt geprüft. Sie bieten jedoch keinen Ersatz für fachlichen medizinischen Rat. Jede Leserin und jeder Leser ist für das eigene Handeln auch weiterhin selbst verantwortlich. Weder die Autoren noch der Verlag können für eventuelle Nachteile oder Schäden, die aus den in diesem Buch gegebenen praktischen Hinweisen resultieren, eine Haftung übernehmen.

Inhalt

Vorwort

Sie haben erkannt, dass mehr Sport und Bewegung für Ihr Wohlbefinden, Ihre Leistungsfähigkeit und auch für Ihre berufliche Entwicklung Vorteile bringen. Entsprechend sind Sie bereits seit einiger Zeit aktiv oder haben sich zumindest vorgenommen, mehr Sport zu treiben. Trotzdem kommen Sie immer wieder an Ihre Grenzen: Woher die Zeit nehmen bei dem ganzen Stress? Zwar gehören regelmäßige körperliche Aktivitäten für eine moderne Führungskraft zum guten Ton, aber deshalb schon morgens um fünf Uhr die Joggingrunde drehen? Oder hochintensiv laufen, um sich auf einen Marathon vorzubereiten? Das ist alles nicht Ihr Ding? Super! Dann sind Sie hier genau richtig!

Wer von mehr Bewegung geistig, körperlich und beruflich profitieren will, braucht keine Extreme. Wir zeigen und erklären Ihnen, wie Sie Ihre Aktivitäten im Alltag unterbringen können, auch wenn Sie 60 Stunden und mehr in der Woche arbeiten. Dafür tauchen wir ein in die Tiefen der Sportwissenschaft und machen Sie fit – nicht nur im physischen Sinne, sondern auch für Ihre eigene Trainingsgestaltung, Ihr Zeitmanagement und dafür, die richtigen Sportstätten und Trainer auszuwählen. Darüber hinaus rüsten wir Sie mit Fachwissen aus, das es Ihnen ermöglicht, sogar beim Smalltalk mit Experten glänzen zu können. Ihr neues Hintergrundwissen befähigt Sie überdies, zweckmäßig Sport zu treiben und unterstützt Sie dabei, Ihre

Vorsätze umzusetzen. Denn eins ist doch klar: Wer versteht, wozu er bestimmte Abläufe einhalten sollte, bleibt eher dran.

In diesem Fitnessratgeber für Führungskräfte erläutern wir, wie gezielte Bewegung Ihre beruflichen und sportlichen Leistungen optimieren kann. Je nachdem, welches Thema Sie gerade besonders interessiert, wählen Sie das jeweilige Kapitel aus. Dafür bietet sich die Aufbereitung als Trainingsratgeber von A bis Z an. Beim Lesen werden Sie bemerken, dass sich einzelne Aspekte in verschiedenen Kapiteln gleichen. Dies ist durchaus beabsichtigt und zeigt sehr schön, wie die Themen miteinander vernetzt sind. Trotzdem haben wir darauf geachtet, dass Sie bei jeder Vernetzung auch wieder etwas Neues lernen.

Das extra zusammengestellte Fitnessprogramm für unterwegs und zwischendurch bietet für jeden Leistungsstand die passenden Übungen. Und das Beste: Die Alltagstipps, die wir Ihnen vorstellen, sind erprobt – sie funktionieren. Unsere Expertenaussagen und die Erfahrungsberichte von Managern belegen das. Und deshalb sind jetzt Sie am Zug. Lesen Sie, probieren Sie aus, nutzen Sie ihr neu gewonnenes Wissen und setzen Sie es ein, um Ihre persönlichen sportlichen und beruflichen Ziele zu erreichen. Dann werden Sie nicht mehr fragen: Woher die Zeit nehmen? Sie werden sagen: Ich habe die Zeit und weil ich sie nutze, geht es mir gut und bin ich meinen Mitbewerbern etwas voraus. In diesem Sinne: Legen Sie los!

Frankfurt am Main/München, 2017
Yvonne Wagner und Dr. Andreas Schlumberger

A wie Aufwärmen

Mit dem gezielten Warm-up immer einen Schritt voraus

Für Leistungssportler gehört es zum täglichen Training ganz selbstverständlich dazu, für Freizeitsportler ist es oft ein ungeliebtes Pflichtprogramm: das Aufwärmen. Eigentlich weiß jeder, wie wichtig das Aufwärmen beim Sport ist. Ganz klar: zum Schutz vor Verletzungen und um den Körper auf die richtige Betriebstemperatur zu bringen. Die Details um die Bedeutung des richtigen „Warm-up" sind für viele aber eher ein Rätsel. Damit Sie bei der nächsten Sporteinheit im Vorteil sind, erfahren Sie jetzt hier die Geheimnisse des Aufwärmens auf einen Blick:

Der menschliche Körper funktioniert im Grunde wie der Motor Ihres Sportwagens – wenn Sie den gemäßigt auf Touren bringen, begeistert er Sie anschließend mit der vollen Schaffenskraft. Genauso, wie Sie Ihr Gefährt auf die gewünschte Höchstleistung vorbereiten, verdient Ihr Organismus etwas Zeit, in die Gänge zu kommen und so die bevorstehenden Anforderungen locker zu meistern. Das richtige Warm-up, bevor Sie voll loslegen, bietet die Basis dafür. Die gezielte Vorbereitung, der beim Sport aktiven Muskulatur, bewirkt, dass Sie

1. Ihre Nerven in der Muskulatur sensibilisieren, denn mit dem Aufwärmprozess erhöhen Sie Ihre Nervenleitgeschwindigkeit. Ebenso steigt

2. Ihre Körperkerntemperatur, und zwar auf etwa 38,5 Grad, und auch Ihre Muskeltemperatur nimmt zu. Die Wärme im Muskelinneren kann von relativ kühlen 34 Grad Celsius im Laufe der gesamten Belastungszeit bis auf heiße 40 Grad Celsius hinaufklettern. Mehr Hitze bedeutet gleichzeitig einen aktiveren und effektiveren Stoffwechsel, was
3. dazu führt, dass Ihnen die benötigte Energie rasch bereit gestellt wird und Ihre Muskelfasern schneller beschleunigen. Der angeregte Stoffwechsel erhöht auch die Enzymaktivität, wodurch alle Prozesse der Energiegewinnung schneller und besser ablaufen. Ihr Herz-Kreislauf-System kommt während der Aufwärmphase in Gang und sichert Ihnen somit
4. einen besseren Sauerstofftransport und optimiert Ihren Wachzustand. Dadurch ist Ihre optische Wahrnehmung zusätzlich sensibilisiert. Die zunehmende Durchblutung macht nun
5. die Sinnesrezeptoren empfindlicher und steigert Ihre koordinative Leistungsfähigkeit.

Die Lust kommt mit der Bewegung

Das Warm-up dient dazu, die inneren Reibungswiderstände des Körpers abzubauen. Muskulatur, Sehnen und Bänder werden elastischer und dehnfähiger, die Gelenke produzieren Gelenkschmiere, Druck und Scherkräfte werden nach dem Aufwärmen besser absorbiert, geschmeidigere Bewegungsabläufe sind möglich. Ihr Sport gewinnt durch das Warm-up an Leichtigkeit. Die Lust weiter zu machen, kommt dabei mit der Bewegung. Der sanfte Einstieg wendet die mentale Leistungsbereitschaft zum Positiven. Insbesondere, wenn unliebsames Zwicken oder Ziehen in der Muskulatur beim Hauptteil des Trainings ausbleibt, weil Sie sich mit dem Warm-up optimal vorbereitet haben. Daher hat dieser Teil Ihrer Trainingseinheit es verdient, dass Sie ihn von vorneherein in Ihre Zeitplanung integrieren. Sie haben eine Stunde Zeit? Dann gönnen Sie es sich, die Aufwärmzeit und das spätere Cool-down in Ihre Sporteinheit mit einzubeziehen. Übrigens, die Aufwärmzeit und das Cool-down korrelieren nicht mit der Dauer der Trainingseinheit. Wer 60 Minuten trainiert, wärmt sich genauso lange auf, wie derjenige, der 90 Minuten trainiert.

Sie haben sich vielleicht schon gedacht, dass die Aufwärmzeit von der spezifischen Belastung, dem Alter und dem Trainingszustand eines Sportlers abhängt. Mit zunehmendem Alter ist die Muskulatur nämlich weniger belastbar, da die Elastizität der Muskelfasern abnimmt. Dann ist das Warm-up besonders zur Verletzungsprophylaxe sinnvoll. Der aktuelle Trainingszustand des Sportlers ist gleichsam für den Umfang und für die Intensität des Aufwärmens bedeutend. Wer sich bei aktuell geringem Leistungsstand mit zu großem Enthusiasmus vorbereitet, ermüdet eher, als dass er seine körperlichen Voraussetzungen optimiert.

Dennoch sollte aus wissenschaftlicher Sicht im Freizeit- und Ausgleichssport ein Pensum von circa zehn Minuten nicht unterschritten werden. Für ein Gerätetraining und ein einfaches Lauftraining ist das gut umsetzbar. Das Warm-up geht dabei nahtlos ins Training über und deshalb lässt sich bereits währenddessen, beispielsweise beim Laufen, die Intensität sukzessive steigern. Trainieren Sie aber Zweikampfsportarten, gehen zum Squash, Fußball oder Tennis, gelten andere Regeln. Dazu mehr im Abschnitt „Warmspielen – ja oder nein?“

Stretching gehört dazu

Zur Belastungsvorbereitung gehören Dehnungsübungen ins Programm. Stretching trainiert die Elastizität der Muskulatur, der Muskel entfaltet sein Kraftpotential bei der folgenden Aktivität besser. Je nach anschließend beanspruchter Muskulatur wählen Sie die passenden Übungen aus. Vor intensivem Laufen oder Fahrradfahren gehört natürlich die komplette Beinmuskulatur ins Stretchingprogramm. Gehen Sie beim Dehnen sanft vor und wippen, trotz aller Gerüchte, die Ihnen im Fitness-Smalltalk vielleicht begegnen, nicht. Pro Muskelgruppe sollten Sie zehn bis zwanzig Sekunden in einer Dehnungsposition bleiben. Es ist hilfreich, sich zuvor mit einer geringen Intensität warmzulaufen (Walking) oder warmzufahren.

Wer sich regelmäßig dehnt, erreicht zudem, auch noch in höherem Alter, eine bessere Beweglichkeit. Verkürzte Muskeln indes schmerzen, schränken die Bewegungen der Gelenke ein und verhindern, dass sich die Muskelkraft optimal entfaltet. Dehnübungen helfen hier vorzubeugen, oder entstandenen Schaden zu mildern. Ein Hinweis, sofern Sie einen Sport ausüben, bei dem es notwendig ist, seine Kraft sehr schnell zu entfalten – zum Beispiel bei Übungskämpfen in Kampfsportarten wie Karate oder Judo oder auch falls Sie gerne Sprinten: Intensives Dehnen vor solchen schnellkräftigen Bewegungsabläufen verlangsamt Bewegungen etwas. Für Hochleistungssportler kann das im Wettkampf leistungsentscheidend sein, ob es für Sie relevant ist, hängt von Ihrem Ehrgeiz ab. Wenn es

Ihnen im entscheidenden Moment wichtig ist, blitzschnell zu agieren, dann kürzen Sie die Dehnungssequenzen im Aufwärmprogramm auf fünf bis zehn Sekunden ab.

Warmspielen – ja oder nein?

Sie lassen sich den Wind lieber auf dem Tennisplatz oder beim Fußball um die Nase wehen? Sie spielen sich gerne in Ihrer Sportart warm? Das ist verständlich – es macht auch irgendwie viel mehr Spaß, ist man doch gleich in seinem Element. Allerdings: Das Warmspielen ist tückisch, weil man meist von Anfang an mit vollem Einsatz bei der Sache ist und deshalb auch schwer erreichbaren Bällen gerne hinterher oder entgegenrennt. Der kurze Sprint oder die Abstoppbewegung trifft die noch kalte Muskulatur unerwartet und ist oft verantwortlich für Zerrungen oder Muskelfaserrisse. Dann ist der Traum von körperlicher Fitness zerplatzt und der Sportler (dann womöglich Sie) darf noch ein paar Wochen länger auf einen besseren Trainingszustand warten. Solche Erlebnisse führen oft zu dem Eindruck, man habe den altersgemäßen Zeitpunkt für sportliche Aktivitäten verpasst. Diese Annahme ist jedoch weit gefehlt.

Zahlreiche wissenschaftliche Untersuchungen belegen, dass Sport in jedem Alter positive Effekte hat, es kommt nur auf den richtig dosierten Einstieg an. In den Mannschaftssportarten, beim Tennis oder beim Golf empfiehlt es sich deshalb, den Körper mit entsprechenden Gelenkbewegungen auf die Sportart einzustimmen. Das heißt also ganz klassisch: Arme und Schultern kreisen, nach oben strecken, Seitneigung des Kopfes und vorsichtige Nackendehnung. Falls Sie bereits einen Sport ausüben, bewegen Sie die Körperteile, die gleich benutzt werden, in ähnlichen Bewegungsabläufen, wie sie in Ihrer Sportart vorkommen. Bei diesem „sportartspezifischen“ Aufwärmen, bewegen Sie die beanspruchten Gelenke deren physiologischer Funktion entsprechend und stimmen Sie sie damit auf die kommende Aktivität ein.

Lockeres Laufen um das Spielfeld oder auf der Stelle, um die Beinmuskulatur stärker zu durchbluten und entsprechende Dehnungsübungen, für die Waden und Oberschenkel, sind zum Aufwärmen immer angezeigt. Deshalb sollten Sie auch hier vor dem Training die jeweiligen Muskelgruppen dreimal etwa 15 Sekunden lang dehnen. Oftmals lassen sich nötige gelenkstabilisierende Übungen, die Haltungsfehlern vorbeugen können, gut damit verbinden (siehe auch G wie Ganzkörperprogramm).

In allen Spielsportarten sind Rotationsbewegungen der Wirbelsäule enthalten. Deshalb ist es sinnvoll, sanfte seitliche Drehungen des Oberkörpers in das Aufwärmprogramm zu integrieren. Von ruckhaften federnden Bewegungen zum Warm-up, ist allerdings in jedem Fall abzusehen. Wenn Sie schließlich spüren, dass auf der Stirn die ersten Schweißperlen durch die Haut dringen, dürfen Sie sich guten Gewissens Ihrer Sportart widmen. Aber auch hier heißt es immer noch, langsam steigern. Wenn Spitzensportler auf das Spielfeld kommen und losrennen, haben sie bereits 30 bis 60 Minuten Aufwärmzeit hinter sich. Bei hohem körperlichem Einsatz reduzieren sie dadurch ihr Verletzungsrisiko. Im Freizeitsport hingegen passieren viele Unfälle durch ungenügende Vorbereitung, überzogenen Ehrgeiz oder Übermotivation. Nutzen Sie Ihre Lust auf Sport und

Bewegung und steigen Sie mit dem Aufwärmen bewusst ein. Dann sind sie körperlich und mental einfach besser drauf – und beim Wettbewerb im Vorteil.

B wie Bürofitness und Body-Check

Active Office: Wohlfühl-Büro gegen Rückenprobleme

Kaum jemand bleibt ein Leben lang davon verschont, sehr viele Menschen haben während und am Ende eines arbeitsreichen Tages damit zu kämpfen: Rücken- oder Nackenschmerzen. In der Studie „Beweg dich, Deutschland“ berichtet die Techniker Krankenkasse, dass fast jeder dritte Erwachsene in Deutschland nach eigener Aussage ständig oder oft Rückenprobleme hat. Gut ein weiteres Drittel gibt an, ab und zu Beschwerden zu haben. Nur ein Viertel der Menschen in Deutschland hatte noch nie Beschwerden im Kreuz. Verstärkt wird das Problem, wenn die Sitzzeiten in der Freizeit durch weitere Computer- oder Couchnutzung fortgesetzt werden.

Häufige und lange Sitzzeiten, Bewegungsmangel und einseitige Belastungen sind meist verantwortlich für Rückenbeschwerden. Wer sich oft von einer Sitzung in die nächste hangelt oder die meiste Zeit bei der Arbeit am Rechner „thront“, kennt das Problem gut. Das liegt vor allem daran, dass die Natur den Menschen nicht für einseitige und überwiegend ruhende Tätigkeiten vorgesehen hat. Im Gegenteil: Dauerhaftes Sitzen ist für die menschliche Wirbelsäule, die Bandscheiben und die Muskulatur eine sehr anstrengende Tätigkeit mit negativen Auswirkungen. Permanentes Sitzen ist quasi eine Garantie dafür, dass passive Strukturen, wie Sehnen, Bänder und Bandscheiben, überstrapaziert werden. Sogar Nerven können an den Ausgängen der Wirbelsäule durch verspannte Muskeln oder unphysiologische Sitzhaltungen (z. B. bei häufigem und dauerhaft schiefem Sitzen) gereizt werden und sich entzünden. Ewiges Sitzen und Bewegungsmangel führen insgesamt dazu, dass die Muskulatur verkümmert, einseitig verkürzt oder so verspannt, dass Schmerzen entstehen. Dabei ist längst nicht nur der Rücken betroffen. Auch Knie-, Hüft- oder Schulterschmerzen sowie Schmerzen unterhalb der Lendenwirbelsäule können aus langem Sitzen resultieren.

Dynamik aktiviert Körper und Geist

Na, kommt Ihnen das schon bekannt vor? Dann packen Sie das Übel an der Wurzel und ändern Sie einfach schon mal ihr Sitz- und Arbeitsverhalten: Lösen Sie sich vor allem von starren und dauerhaften Sitzpositionen! Nehmen Sie während des Alltags häufig wechselnde Positionen ein: rutschen Sie mal nach vorne mal nach hinten, lehnen Sie sich weit zurück, strecken Sie sich zwischendurch. Es gibt keine falsche oder richtige Sitzposition, es gibt immer nur die nächste! Dynamisches Sitzen ist die zauberhafte Wortkombination und bedeutet, dass alles erlaubt ist – gerade, krumm, schief – nur nicht auf Dauer. Lösen Sie sich außerdem zwischendurch von Ihrem Computer – verinnerlichen Sie ein dynamisches Arbeitsverhalten; das entlastet Ihre Wirbelsäule und macht Ihren Geist frei für neue Gedanken. Nutzen Sie die Kaffeepause als bewusste aktive Unterbrechung, indem Sie sich den Kaffee selber holen. Telefonieren Sie grundsätzlich im Stehen oder laufen Sie dabei umher. Schreiben Sie sich Notizen idealerweise an einem Stehpult auf.

Experten empfehlen diese sogenannten „Makrobewegungen“ wenigstens alle 20 bis 25 Minuten. Es gibt im Büroalltag niemanden, der Ihnen Ihren Sitzplatz streitig macht, also hören Sie auf, ihn zu verteidigen! Jedes noch so kurzzeitige Erheben lohnt sich. Zum Beispiel auch ganz bewusst vor einem Meeting, wenn Sie sich noch Stichworte notieren – tun Sie das konsequent im Stehen. Ihr Vorteil: Ihre Muskeln, die zuvor inaktiv waren, können endlich arbeiten und den passiven Bewegungsapparat wieder stützen. So leisten Sie innerhalb Ihrer Bürozeit dynamische Muskelarbeit und fördern dadurch die natürliche Be- und Entlastung der Muskulatur. Dies sorgt für eine bessere Durchblutung aller Organe. Außerdem werden die Bandscheiben, durch die Aktivität, besser mit Nährstoffen versorgt und bleiben elastisch. Übrigens: im Stehen verläuft bei den meisten Menschen ein Belastungswechsel ganz unbewusst und selbstverständlich. Beobachten Sie sich einmal, ob Sie beim Smalltalk im Get-Together immer auf dieselbe Weise stehen oder ob Sie Ihr Körpergewicht verlagern? Der unbewusste Wechsel der Stehposition ist eine sogenannte „Mikrobewegung" und ist der somatischen Intelligenz des Körpers zu verdanken, also der Fähigkeit des Körpers, sich in bestimmten Situationen physiologisch auszurichten.

Im Stand bleibt diese Eigenschaft des Körpers erhalten – anders ist es beim Sitzen: „Dauerhaftes Sitzen sorgt über die Jahre dafür, dass die Sensoren, die für unsere Körperwahrnehmung und Bewegung verantwortlich sind, an Funktionsqualität verlieren. Dadurch werden die Informationen aus dem Körper nur unzureichend verarbeitet und beispielsweise ein erforderlicher Belastungswechsel nicht mehr rechtzeitig signalisiert", sagt Dr. Dieter Breithecker, Vorstand im Forum Gesunder Rücken e.V., ein gemeinnütziger Verein, der sich für die Fort- und Weiterbildung im Bereich Rückengesundheit einsetzt. Die Organisation ist Gründungsmitglied der Konföderation der deutschen Rückenschulen und hat mit der sogenannten „Neuen Rückenschule“ ein Konzept entwickelt, das nachhaltig rückenfreundliche Verhaltensveränderungen bei Kursteilnehmern bewirkt.

Mit Bewegungsverführern und in Augenhöhe arbeiten

Wer rückengerechtes Verhalten jedoch noch nicht verinnerlicht hat, sollte sich zumindest darauf verlassen können, dass er intuitiv spürt, wann für ihn ein Haltungswechsel oder Bewegung nötig ist. Wie aber soll das gehen, wenn ein Meeting nun einmal zwei oder drei Stunden dauert? In Besprechungen sind Pausen frühestens nach 90 Minuten drin – wenn überhaupt. Einfaches Hin- und Herrutschen auf dem Sitz reicht da auch nicht mehr, um der körperlichen und geistigen Ermüdung entgegenzuwirken. Welche Chance hat man, aus solchen Besprechungen herauszukommen, ohne gerädert zu sein? „Gar keine“, stellt Breithecker nüchtern fest. „Solche Meetings führen in eine klassische Sitz-Trägheitsfalle.“ Sportwissenschaftler Breithecker, der hauptberuflich die Bundesarbeitsgemeinschaft für Haltungs- und Bewegungsförderung leitet, hat einen anderen Vorschlag: Er plädiert dafür, die klassischen Sitzbesprechungen abzulösen durch Meetings, die den Teilnehmern individuelle Positionswechsel ermöglichen. Umsetzbar erscheint dies insbesondere bei kleineren Meetings mit bis zu fünf Personen. Er schlägt vor, Besprechungsräume mit Tischen in einer festen Stehhöhe von 1,05 bis 1,10 Meter auszustatten. Dazu Stehhilfen, die mit einer Sitzneigung nach vorne eine leichte Beckenneigung für eine aufrechte Haltung unterstützen. Dann kann jeder nach eigenem Bedürfnis „steh-sitzend“, so Breithecker, seine Beine entlasten, wenn ihm danach ist. Und: Alle Besprechungsteilnehmer befinden sich in Augenhöhe. Fußstützen ergänzen und bereichern die Raumausstattung, weil sie für die stehenden Kollegen eine Abstellfläche bieten, mit der sie ihren Rücken wiederum entlasten.

In größeren Meetings, ab sechs Personen, sowie bei längeren Zeiträumen, wird es allerdings erfahrungsgemäß schwieriger, auf individuelle Empfindungen einzugehen. Auch die Vorstellung, sich mangels anständiger Rückenlehne, nach über einer Stunde nicht einmal entspannt in den Stuhl zurücklehnen zu können, klingt für viele wenig verlockend. Eine Idee wäre, für beide Besprechungssituationen das entsprechende Mobiliar anzuschaffen und zu überlegen, wie das Arbeitsverhalten insgesamt dynamischer gestaltet werden kann. Insbesondere vor dem Hintergrund, dass sich so das Wohlbefinden, die Zufriedenheit und damit die Produktivität der Mitarbeiter steigern lässt. Manchmal sind dafür nicht einmal große Anschaffungen notwendig, mitunter ist das Mobiliar sogar schon vorhanden, es wird nur nicht für Besprechungssituationen genutzt. Etwa Stehtische, die durch Prospekte belegt sind, ein Stehpult, das irgendwann angeschafft wurde und auf das keiner mehr achtet oder der höhenverstellbare Schreibtisch im Büro des Chefs, der meistens vergisst den Tisch auch mal hochzufahren, um im Stehen zu arbeiten.

„Sowohl Mitarbeiter als auch Geschäftsführung brauchen mehr Sensibilität für ein dynamisches Arbeitsplatzverhalten", sagt Breithecker. Ein modernes Büro sollte heute aus seiner Sicht mit „Bewegungsverführern" ausgestattet sein. Zum Beispiel

Stehpulte, die zentral aufgestellt sind und die jeder mit dem Laptop nutzen kann; Kreisel, auf die man sich zwischendurch stellen kann, so den Muskel- und Gleichgewichtssinn aktiviert und damit die Konzentration fördert; ein Mini-Trampolin mit dem man seinen Gedanken und Ideen auf die Sprünge hilft, während den Bandscheiben Nährstoffe zugeführt werden. Die Bandscheiben bleiben nämlich elastischer wenn Sie sie abwechselnd be- und entlasten. Während der Belastung presst der Druck auf der Bandscheibe Flüssigkeit und Stoffwechselschlacken heraus. In der Entlastungsphase nimmt die Bandscheibe Flüssigkeit und Nährstoffe auf. So ist ihre Versorgung gewährleistet. Das gelingt, auch wenn Sie Ihre Arbeitsposition immer wieder wechseln. So vermeiden Sie überdies die sogenannten „Jumps". Das sind plötzliche, mitunter hastig wirkende Bewegungen, mit denen ein Betroffener versucht, einem gerade gespürten Schmerz schnell entgegenzuwirken. Meist kommt die damit erhoffte Schadensbegrenzung zu spät.

Experten empfehlen, im Büroalltag nicht mehr als insgesamt sechs Stunden im Sitzen zu verbringen. Das mag eine Herausforderung sein, aber es gibt Wege, diese zu bewältigen. „Zum Beispiel auch mit der ‚Walk und Talk-Methode'", wie Breithecker erklärt, „wer an einem Problem festhängt, könnte sich mit seinem Kollegen auch bei einem Spaziergang austauschen. Der Ortswechsel, frische Luft und die Bewegung führen dazu, dass es wieder möglich wird, kreative Gedanken zu entwickeln."

Wieder im Büro angelangt, widmen Sie sich doch einmal Ihrem Bürostuhl. Dieses Arbeitsgerät soll Ihre Rückengesundheit fördern und wechselnde Arbeitshaltungen ermöglichen.

Natürlich muss der Bürostuhl höhenverstellbar sein und die Rückenlehne sich der Wirbelsäulenform komfortabel anpassen. Die Rückenlehne sollte deshalb eine verstellbare Lendenwirbelsäulenunterstützung haben und mindestens bis zur Unterkante der Schulterblätter reichen. Dynamisches Sitzen gelingt mit einer mehrdimensional beweglichen Sitzfläche (3-D Mechanik), in Zusammenspiel mit der Synchronmechanik, die intuitive und bedarfsgerechte Sitzpositionswechsel ermöglicht. Die Synchronmechanik sorgt dafür, dass sich die Sitzfläche und die Rückenlehne gleichzeitig und in angemessenem Winkel mit bewegen, wenn sich der Sitzende nach hinten neigt. Ein atmungsaktives Polster verhindert Wärme- und Feuchtigkeitsstaus, die Sitztiefenfederung beugt Wirbelstauchungen beim Hinsetzen vor. Wer einen so ausgestatteten Stuhl hat, darf sich glücklich schätzen. Es lohnt sich, die Bedienungsanleitung für den Stuhl intensiv zu studieren. Denn nur, wenn Sie ihn auf Ihre individuellen Größenverhältnisse einstellen und ihn Ihren wechselnden Bedürfnissen entsprechend bedienen, entfaltet der Bürostuhl sein Potenzial. Mit diesen Funktionen hilft Ihnen Ihr Bürostuhl die Sitzzeiten qualitativ hochwertig zu gestalten. Lassen Sie sich aber trotzdem nicht von ihm fesseln.

Unterstützen kann Sie außerdem ein elektrisch höhenverstellbarer Schreibtisch. Wenn Sie ihn seiner Funktion entsprechend nutzen, können Sie Sitz- und Standpositionen hervorragend variieren. Und Sie sind bereits heute Teil der Zukunft, wie sie Sportwissenschaftler Breithecker definiert: „Bewegung als Ausgleich mag weiter eine Rolle spielen, aber wenn wir unsere körperliche und geistige Gesundheit erhalten wollen, liegt die Zukunft darin, Bewegung und Arbeit zu kombinieren."

1.) Wenn Sie regelmäßig schwere Gegenstände tragen müssen, ist es für Ihren Rücken dienlich, ein paar Regeln dabei zu beachten: Stellen Sie sich vor den Gegenstand, die Füße mindestens schulterbreit auseinander oder so weit, dass der zu hebende Gegenstand zwischen den Füßen steht. Bei geradem Rücken die Knie weit beugen (maximal bis zu 90 Grad). Beim Strecken der Beine heben Sie den Gegenstand bis zum Bauch an und führen ihn zugleich nahe an den Körper heran. Gleichzeitig in eine Schrittstellung übergehen. Beim Tragen und Gehen den Gegenstand immer körpernah halten. Außerdem, Lasten auf die rechte und linke Seite verteilen. Während des Tragens sollten die Arme immer angewinkelt bleiben, um das Gewicht von der Armmuskulatur tragen zu lassen. Bei durchgestreckten Armen schlägt sich das Gewicht sonst auf das Ellenbogengelenk nieder.

2.) Bauen Sie Gymnastikübungen in Ihren Arbeitstag ein. Zum Beispiel, beim Sitzen am Schreibtisch, mit einer Kräftigungsübung für die Rückenmuskulatur: Die Füße haben Bodenkontakt und sind etwas weiter als Schulterbreite geöffnet, Oberkörper aufrichten, Blick geradeaus, Hände an die Ohren und Ellenbogen auf Schulterhöhe zurückführen und in dieser Position kurz verharren. Man kann diese Übung weiterführen: aus der eben eingenommenen Endposition den Oberkörper etwas vorneigen und verharren. In der nächsten Stufe das Gesäß anheben und so bleiben. Am Ende der Übung setzen Sie sich wieder Punkt für Punkt zurück oder stehen ganz auf und lösen dann die Spannung.

3.) Dehnungsübung für die seitliche Hals und Schultermuskulatur: Sie nehmen eine gerade Sitzhaltung ein und schauen geradeaus. Dann führen Sie den linken Arm direkt hinter den Körper und fassen ihn mit der anderen Hand am Handgelenk. Die rechte Hand zieht vorsichtig nach rechts. Wenn Sie den Kopf leicht nach rechts neigen (Ohr zur Schulter gerichtet), verstärken Sie die Dehnung. Ihr Blick ist stets geradeaus gerichtet! Dann wechseln Sie die Seiten. Wer Schwierigkeiten mit der rückwärtigen Lage des Armes hat, kann den Arm auch vor den Körper führen. Die Übung können Sie natürlich auch im Stehen ausführen.

4.) Wer sich gerade keine Zeit für kleine „Extratouren" nehmen kann, versucht es vielleicht einmal mit kurzen Koordinationsübungen. Schließen Sie bei allen Übungen die Augen:

a.) Stellen Sie sich eine querliegende Acht vor, die Sie mit Ihrem Augapfel nachzeichnen.
b.) Führen Sie Ihren Zeigefinger zur Nasenspitze.
c.) Berühren Sie, erst rechts dann links, mit dem Daumen nacheinander alle Finger derselben Hand. Das ist eine aktive Bildschirmpause, nach der Sie sich wieder besser konzentrieren können!
d.) Spannen Sie im Sitzen Ihre Gesäßmuskeln an, mal gleichzeitig – so wachsen Sie im Sitzen über sich hinaus – mal rechts und links abwechselnd, das ist weniger auffällig.
e.) Formen Sie Ihren Oberkörper zum Katzenbuckel, ziehen Sie dabei die Schulterblätter aktiv auseinander. Richten Sie sich dann wieder auf, führen die Schulterblätter wieder eng zusammen, die Schultern dabei nach hinten unten schieben – weg von den Ohren.

f.) Falls Sie doch irgendwann einmal Aufstehen müssen, bleiben Sie doch kurz auf einem Bein stehen. Halten Sie sich ruhig fest. Beim nächsten Mal trauen Sie sich dabei vielleicht schon, eine Hand zu lösen und später ganz ohne Stütze zu stehen. Wenn Sie den angehobenen Fuß bewegen, wäre das eine echte Leistung; und dann eventuell noch bei geschlossenen Augen? Wer so etwas nicht schon einmal geübt hat, macht Ihnen das so leicht nicht nach.

Übrigens: Wenn Sie Ihrem Zimmernachbarn eine E-Mail schicken, anstatt sich persönlich auf den Weg zu ihm zu machen, haben Sie vielleicht Zeit gespart, aber eine wichtige Chance vertan, um Rückenproblemen vorzubeugen. Außerdem, bedenken Sie, dass Sie auf dem persönlichen Weg bei Ihren Mitmenschen meistens mehr erreichen als auf dem anonymen computergesteuerten Postweg. Außerdem: Legen Sie Arbeitsunterlagen an einem Ort ab, der nicht in unmittelbarer Nähe zu Ihrem Arbeitsplatz ist. So müssen Sie öfter aufstehen und nutzen diese kurzen Arbeitsunterbrechungen als aktive Pausen.

Was Sie noch bedenken sollten: Immer mehr Menschen verbringen viel Zeit in ihrem Auto. Rund 15.000 Kilometer legt ein Europäer im Schnitt jährlich mit seinem Fahrzeug zurück. 40 Prozent der Autofahrer sitzen täglich mehr als anderthalb Stunden im Fahrzeug. Für viele Fahrer ist der Autositz gleichzeitig der Arbeitsplatz. Trifft das auch auf Sie zu? Dann beherzigen Sie unseren Tipp und prüfen Sie Ihren Autositz hinsichtlich seiner Ergonomie. Wenn Sie viele Stunden selbst fahrend im Auto verbringen, sollten Sie an diesen Aspekt denken. Hilfreiche Tipps dazu finden Sie auf den Internetseiten der Aktion

Gesunder Rücken (AGR) e.V. (www.agr-ev.de) unter dem Stichwort „Autositze". Sie finden hier Empfehlungen für die richtige Sitzweise im Auto sowie Ansprechpartner, die Sie gut beraten können. Die AGR ist ein gemeinnütziger Verein, der 1995 gegründet wurde mit dem Ziel, die Forschung zur Vermeidung von Rückenschmerzen zu fördern und die Erkenntnisse aus diesen Forschungsbestrebungen zu verbreiten. Dafür bündelt die AGR medizinisches Fachwissen, informiert darüber und arbeitet mit medizinischen Fachverbänden zusammen, wie etwa dem Berufsverband für Orthopädie und Unfallchirurgie e. V. und dem Berufsverband Deutscher Psychologinnen.

Body-Check: Sind Sie mobil und stabil?

Mit diesem Test erfahren Sie etwas über Ihre aktuelle Grundkonstitution. Zugleich können Sie die Übungen nutzen, um Ihre Beweglichkeit zu verbessern oder Ihre Muskulatur zu stärken.

A. Themenfelder Dehnfähigkeit/Beweglichkeit

1.) Aufgabe
Funktion: Ermittelt die Dehnfähigkeit der Oberschenkelrückseite und Rückenstreckmuskulatur.

Übung: Auf den Boden setzen, die Beine gerade nach vorne ausstrecken und versuchen mit den Fingerspitzen die Zehen zu erreichen. Der Oberkörper darf nach vorne gebeugt werden.

Auswahlmöglichkeiten:

- Zehen erreicht +
- Finger bis zu den Schienbeinen –
- Die Bewegung stoppt bereits vorher 0

2.) Aufgabe

Funktion: Ermittelt, ob und/oder inwieweit der Hüftbeugemuskel des am Boden liegenden Beines verkürzt ist.

Übung: Rückenlage, ein Bein wird senkrecht hoch in die Luft gestreckt und mit den Händen festgehalten, das andere Bein bleibt am Boden liegen. Was passiert mit dem Bein, das auf dem Boden bleibt (beide Seiten testen)?

Auswahlmöglichkeiten:

- Das am Boden liegende Bein bleibt währenddessen entspannt am Boden liegen. +
- Das am Boden liegende Bein bewegt sich leicht nach oben, indem sich das Knie etwas beugt. Durch Gegenspannen kann das Bein problemlos am Boden gehalten werden. –
- Das am Boden liegende Bein hebt sich sichtbar im Kniegelenk und in der Hüfte. Das Gegenspannen, um das Bein am Boden zu halten, ist erschwert. 0

3.) Aufgabe

Funktion: Ermittelt die Beweglichkeit der Wirbelsäule bei der Rotation.

Übung: Aufrecht und hüftbreit hinstellen, die Knie leicht beugen, Gesäß anspannen und den Bauch, durch leichtes Einziehen, ebenfalls anspannen. Die Arme gebeugt vor der Brust überkreuzen und die Hände rechts und links auf dem Schlüsselbein ablegen. Kopf in der Mittelstellung, der Blick geradeaus und in der Vorstellung auf die zwölf einer Uhr gerichtet. Aus dieser Position den Oberkörper soweit wie möglich langsam erst nach rechts, dann nach links drehen.

Auswahlmöglichkeiten:

- ▶ Eine Drehung über die gedankliche drei bzw. neun auf der Uhr ist möglich. +
- ▶ Eine Drehung bis zur gedanklichen drei bzw. neun auf der Uhr ist möglich. –
- ▶ Eine Drehung bis halb zwei bzw. halb elf auf der gedanklichen Uhr ist möglich. 0

4.) **Aufgabe**

Funktion: Stellt fest, wie beweglich die Schultern sind und wie dehnfähig die Brustmuskulatur ist.

Übung: Mit dem Rücken gegen die Wand lehnen und die Füße etwa in ein bis zwei Fußlängen Abstand von der Wand hüftbreit aufstellen. Die Arme nun seitlich an der Wand, bis auf Schulterhöhe anheben, die Ellbogen im 90-Grad-Winkel beugen und mit der Rückseite der Ober- und Unterarme sowie mit dem Handrücken die Wand berühren. Der Rücken bleibt stets – von oben bis unten – an die Wand gelehnt.

Auswahlmöglichkeiten

- ▶ Es gelingt mühelos Arme und Hände, bei vollem Rückenkontakt zur Wand, ebenso an die Wand anzulegen. +

- ▶ Es gelingt nur, die Arme an die Wand anzulegen, die Hände erreichen die Wand nur, wenn sich der Rücken löst. –
- ▶ Es ist schwer, die Aufgabe zu erfüllen, ohne den Rücken von der Wand zu lösen. 0

B. Themenfeld Rumpfkraft

1.) Aufgabe:
Funktion: Testet die Kraft der Bauchmuskulatur.

Übung: Rückenlage, die Beine sind senkrecht in die Luft gestreckt. Dann, bei angespannter Bauchmuskulatur, beide Beine gleichmäßig gestreckt zum Boden zurückführen. Was geschieht mit der Lendenwirbelsäule, während die Beine zum Boden zurückgebracht werden?

Auswahlmöglichkeiten:
- ▶ Der Rücken bleibt bis zum Schluss fest auf dem Boden liegen. +
- ▶ Der untere Rücken bildet ein Hohlkreuz sobald die Beine über 45 Grad abgesenkt wurden. –
- ▶ Der untere Rücken bildet ein Hohlkreuz sobald die Beine nach vorne abgesenkt werden oder bevor der 45-Grad-Winkel erreicht wird. 0

2.) Aufgabe
Funktion: Testet die Kraft in Rumpf und oberem Rücken.

Übung: Den Unterarmstütz einnehmen. Das heißt, bauchwärts auf den Unterarmen abstützen und die Füße, bei gestreckten

Beinen, auf die Fußspitzen stellen. Den Körper in dieser Position in einer schrägen Linie halten. Was geschieht während der Haltearbeit mit dem Gesäß?

Auswahlmöglichkeiten:

- In genannter Position bleibt das Gesäß mindestens 70 Sekunden auf derselben Höhe. +
- In genannter Position senkt sich das Gesäß nach weniger als 70 Sekunden ab. –
- In genannter Position senkt sich das Gesäß bereits nach 30 Sekunden ab. 0

C. Themenfeld Gleichgewicht/Koordination

1.) **Aufgabe**

Funktion: Testet das Gleichgewicht und inwiefern sich die Muskeln unter besonderen Bedingungen gegenseitig unterstützen, um die Balance zu halten.

Übung: Ohne Schuhe werden die Füße in einer Linie so hintereinander gestellt, dass Zehen und Ferse des jeweiligen Fußes Kontakt haben. In dieser Position stehen bleiben und mindestens zehn Sekunden verharren.

Auswahlmöglichkeiten:

- Es gelingt ohne Probleme, evtl. sogar mit geschlossenen Augen. +
- Es gelingt durch viel Mühe, das Wackeln auszugleichen –
- Es gelingt weniger als zehn Sekunden. 0

2.) Aufgabe

Funktion: Siehe oben (C1).

Übung: Stehen auf einem Bein, 10 Sekunden lang.

Auswahlmöglichkeiten:

- Es gelingt ohne Probleme, evtl. sogar mit kurz geschlossenen Augen. +
- Es gelingt, durch viel Mühe das Wackeln auszugleichen. -
- Es gelingt weniger als zehn Sekunden. 0

3.) Aufgabe

Funktion: Siehe oben (C1).

Übung: Fest auf beiden Beinen stehen, einen Ball zur Hilfe nehmen und ihn vor dem Körper hochwerfen. Sind Sie während der Flugphase des Balles in der Lage 1x in die Hände zu klatschen und sich einmal um die eigene Achse zu drehen?

Auswahlmöglichkeiten:

- Es gelingt meistens oder immer. +
- Es gelingt hin und wieder. -
- Es gelingt – ohne Drehung – in die Hände zu klatschen und dann den Ball zu fangen. 0

Interpretation der Ergebnisse:

Für jeden Aufgabenbereich erschließt sich anhand der Zeichen, wie fit Sie in etwa für die jeweiligen Anforderungen sind.

++ bedeutet, dass die körperlichen Voraussetzungen in diesem Bereich aktuell noch gut sind. Wenn Sie schon mit dem Gedanken gespielt haben, sich mehr zu bewegen, können Sie das ganz entspannt angehen. Durch ein gezieltes und regelmäßiges Training im Verein oder Fitness-Studio, gelingt es Ihnen, Ihre Fähigkeiten auch mit zunehmendem Alter zu stabilisieren oder sogar noch auszubauen.

-- oder +- oder +0 bedeutet, dass Sie über kurz oder lang ein Sportprogramm absolvieren sollten. Auch wenn Sie die Aufgaben teilweise noch bewältigen, die körperlichen Voraussetzungen werden nicht von selbst besser. Ohne Training oder zumindest deutlich mehr Bewegung im Alltag, rutscht die körperliche Leistungsfähigkeit mit zunehmendem Alter schneller ab.

-0 oder 00 bedeutet, dass die Zeit gekommen ist, unbedingt aktiv zu werden. Verschwenden Sie keine Gedanken mehr darüber, „ob" Sie sich mehr bewegen wollen. Werden Sie aktiv! Auch wenn Sie aktuell das Gefühl haben, dass sich Ihre körperlichen Defizite im Alltag gar nicht bemerkbar machen, die Tests haben Ihre Schwachpunkte offenbart. Gerade, wenn die Werte Beweglichkeit, Dehnfähigkeit und Rumpfkraft schwach ausfallen, könnten beispielsweise Rückenbeschwerden eher auftreten als gedacht. Seien Sie ehrlich zu sich selbst, hören Sie in Ihren Körper hinein und prüfen Sie, ob es nicht doch ab und zu an manchen Stellen zwickt oder der Spannungskopfschmerz Sie plagt.

C wie Cool-down

Jedes Training verdient den gebührenden Abschluss

Wer seinen Körper gewissenhaft auf die sportliche Aktivität eingestellt hat, vergisst auch nicht sein Herz-Kreislauf-System und seine Muskulatur in den wohlverdienten, entspannten Zustand zurückzubringen. Sie planen das Cool-down also auch in die Zeit für Ihre Trainingseinheit direkt mit ein. So gehört ein lockeres Auslaufen, -fahren oder -schwimmen, bei geringer Intensität ebenso zu einem angemessenen „Cool-down", wie das Stretching. Die intensive körperliche Anstrengung während des Trainings lässt den gesamten Organismus auf Hochtouren laufen. Die Herzfrequenz steigt an, damit das Blut in möglichst kurzer Zeit Organe und Muskeln erreicht, um diese mit den nötigen Botenstoffen zu versorgen. Die Atemfrequenz erhöht sich, um den Mehrbedarf an Sauerstoff zu decken und der Muskeltonus nimmt zu. Nur durch diese gesteigerte Aktivität und die parallel ablaufenden Prozesse, ist es überhaupt gewährleistet, dass der menschliche Körper seine „Arbeit" im Training bewältigt.

Wer sein Training abrupt beendet, weil er glaubt sein Programm absolviert zu haben, versäumt es, den Körper zu entmüden. Das heißt, er verzichtet darauf, die belastungsbedingten Erregungszustände abzubauen und den Körper wieder auf ein entspanntes Ausgangsniveau zu bringen. Häufige Konsequenz einer dauerhaft fehlenden Entmüdung sind schmerzhafte Verspannungen. Mit der Zeit summiert sich dieser Zustand und kann muskuläre Verletzungen oder Überlastungssymptome auslösen. Ein angemessenes Cool-down reduziert indes Ihr Verletzungsrisiko wesentlich. Insgesamt können Sie Ihre nächste Trainingseinheit früher und erholter aufnehmen.

Aktive Prophylaxe für das nächste Mal

Das Cool-down ist somit als aktive Prophylaxe für das kommende Training zu betrachten. Je nach Trainingszustand und den vorangegangenen Trainingsinhalten (Dauer und Intensität der Belastung) braucht man in etwa acht bis zwölf Minuten, bis sich die Puls- und Atemfrequenz, wieder schrittweise normalisieren. Diese Zeit nutzen Sie für Ihr Cool-down. Um den durch das Training erhöhten Muskeltonus zu reduzieren und die Muskulatur wieder zu entspannen, gehört das Stretching zum gezielten „Abwärmen“. Die beanspruchten Muskelgruppen sollten nun mindestens 30 Sekunden gedehnt werden. Sinnvoll ist das gezielte Entlasten des Körpers auch, weil die entstandenen Stoffwechselendprodukte schneller über das Blut- und Lymphgefäßsystem beseitigt werden. Davon abgesehen laufen noch bis etwa zwei Stunden nach dem Training Prozesse ab, die das Stoffwechselgleichgewicht stabilisieren. Ein entsprechendes Cool-down unterstützt diese Vorgänge.

Alles in allem können Sie sich so vom letzten bisschen Bürostress abregen. Dafür benötigen Sie auch kein extra Übungsprogramm, vielmehr nutzen Sie die gleichen Dehnungsübungen wie für das Aufwärmen. Wenn Sie bislang noch nicht über einen Pool an Dehnungsübungen verfügen, suchen Sie sich Übungen aus diesem Buch heraus. Fündig werden Sie in den Kapiteln Bürofitness, Bodycheck und Dehnung. Dehnung als aktive

Maßnahme unterstützt die Erholungsprozesse erheblich mehr, als passive Maßnahmen, dennoch trägt eine warme Dusche, ein warmes Bad oder eine abschließende Massage, wohltuend zur Regeneration bei. Das dürfen Sie sich also immer gönnen. Und: Wenn Sie einmal froh sind, dass Sie sich überhaupt Zeit fürs Training nehmen konnten und deshalb Auf- und Abwärmen ohnehin im Sparprogramm laufen mussten, dann planen Sie die passive Regeneration bewusst als eigene Extra-Maßnahme ein.

D wie Dehnung

Stretching für Entspannung und Beweglichkeit

Haben Sie es heute, nach der stundenlangen Sitzung, auch wieder gespürt? Das unangenehme Zwicken im Rücken, der Druck auf der Kniescheibe, die verspannte Nackenmuskulatur, als Sie sich endlich von Ihrem Stuhl erheben durften? Es ist doch merkwürdig, dass es hin und wieder zwickt und zieht, obwohl Sie womöglich regelmäßig Sport treiben. Jedoch: Wer trainiert, strengt sich an. Die Muskulatur bewegt sich und verändert dabei naturgemäß ihre Form. Wenn Muskeln sich anspannen, verkürzen Sie sich. Dabei kehren die Muskelfasern, die den Muskel zusammenziehen und Kraft entwickeln, nicht sofort in ihre Ausgangslage zurück – vor allem bei fortschreitender Ermüdung. Der Muskel steht dann weiterhin unter Spannung.

Wenn Sie diesem Status nicht entgegenwirken, kann es zu schmerzenden Verspannungen kommen. (Das ist ja auch der Grund dafür, weshalb wir Ihnen für Ihr Training ein gezieltes Warm-up und ein Cool-down ans Herz legen, siehe die Kapitel „A wie Aufwärmen“ und „C wie Cool-down“). Die Verspannungen spüren Sie dann nicht unbedingt im betreffenden Muskel. Der angespannte Zustand der Muskulatur kann auch zu Schmerzen in den Gelenken führen. So beispielsweise zu Knie-, Schulter- oder zu Rückenschmerzen. Oft spüren Sie dies dann im beruflichen Alltag, der wahrscheinlich nur wenig Bewegung für Sie bereit hält. Häufiges und statisches Sitzen bewirkt meist noch zusätzlich, dass die Muskeln verspannen – trotz des körperlichen Ausgleichs in der Freizeit. Die Verspannungen beeinflussen die Zugkräfte der Muskulatur auf die Gelenke, wodurch dann die Beschwerden entstehen können.

Wer seine Muskeln dehnt, sorgt für Entspannung und für eine bessere Durchblutung. Wenn Ihre Termine es Ihnen erlauben, versuchen Sie ruhig Dehnungsübungen, die Sie bereits kennen, auch über den Tag verteilt, immer wieder einmal einzubauen. Denn auch das lange Sitzen in einer Besprechung ist für die Muskulatur eine hohe Belastung. So wird etwa bei der Arbeit auf dem Bürostuhl der Hüftbeugemuskel dauerhaft angespannt. Wenn Sie nach getaner Arbeit wieder aufstehen, fällt es oft schwer sich aufzurichten. Eine Dehnung des Muskels nach längeren Sitzeinheiten wirkt hier Wunder. Wenn es möglich ist, versuchen Sie im Laufe Ihres Arbeitstages häufiger die Arbeitspositionen zu wechseln, vor allem weniger zu sitzen. Lesen Sie dazu auch das Kapitel „B wie Bürofitness".

Zwei Methoden für jede Gelegenheit

Hier stellen wir Ihnen zwei statische Dehnungsmethoden vor. Wenn Sie sich für das ganz klassische passiv statische Stretching entscheiden, verharren Sie in der jeweiligen Dehnposition mindestens 20 bis 30 Sekunden. Nach dieser Anpassungszeit für den Muskel können Sie das Stretching intensivieren und die Position insgesamt bis zu 60 Sekunden halten. Dies wiederholen Sie bis zu drei Mal. Beachten Sie, dass Sie zu Beginn der Übung die maximale, aber noch schmerzfreie Dehnposition einnehmen. Es gibt viele Stretching-Übungen, die Sie nebenbei einnehmen können, ohne dass andere es bemerken oder besondere Notiz davon nehmen.

Setzen Sie zum Beispiel, wenn Sie sich im Treppenhaus kurz unterhalten, einfach einen Fuß auf eine Stufe. Das entlastet den Rücken und durch die unbemerkte leichte Gewichtsverlagerung nach vorne, dehnen Sie Ihre Wade. Spannen Sie bei dieser Übung gleichzeitig die Gesäßseite des hinteren Beines an, dehnen Sie Ihren Hüftbeuger. Später beim Meeting können Sie im Sitzen auf dem Stuhl nach vorne rutschen und den Unterschenkel des einen Beines auf den Oberschenkel der anderen Seite ablegen. Zwischenzeitlich wechseln Sie auch die Seiten. Wenn Sie sich in dieser Position mit aufrechtem Oberkörper nach vorne neigen, wirken Sie sehr aufmerksam und dehnen gleichzeitig die Muskeln der Oberschenkelaußenseite (Abduktoren). Vor dem Computer sitzend, könnten Sie bei aufrechter Haltung den Kopf leicht zur Seite neigen (Ohr zur Schulter bringen) oder ihn jeweils mal nach rechts und nach links drehen. Achten Sie dabei darauf, dass Sie Ihre Schultern aktiv herunterziehen und sie nicht mit drehen. Auch ein kurzes Strecken der Arme nach oben und leichte Seitneigung nach rechts und links sorgt heutzutage in keinem Büro mehr für Aufregung.

Beim Dehnen ins Schwitzen kommen

Wem das „normale“ Dehnungsprogramm zu einfach erscheint, der kann seine Muskulatur mit der „CHRS-Methode“ auf ebenso wirkungsvolle Weise verlängern. Bei dieser Stretchingmethode, nehmen Sie Ihre Dehnposition ein und dehnen den Muskel zunächst einige Sekunden vor. Zum Beispiel, indem Sie in Schrittposition die Wade des hinteren Beines dehnen, weil Sie dessen Ferse am Boden lassen. Daraufhin spannen Sie die Muskulatur langsam gegen einen imaginären oder tatsächlichen Widerstand, bis zu einem Maximum hin, an (Contract).

Hier würden Sie in der beschriebenen Position mit dem Fußballen gegen den Boden drücken, ohne dabei eine tatsächliche Bewegung zu vollführen.

Diese sogenannte isometrische Spannung halten Sie circa zehn Sekunden, bei gleichmäßiger Atmung (Hold). Darauf folgt ein plötzliches Lösen der Anspannung (Relax) und die sofortige erneute sanfte und intensivere Dehnung des Muskels, ohne den Widerstand (Stretch, circa zehn Sekunden dehnen). Diesen Vorgang können Sie bis zu dreimal wiederholen. Diese Methode ist besonders bedeutend, da sie neben dem Dehnreiz auch einen Reiz zur Muskelkräftigung setzt. Für ein „unauffälliges“ Dehnen zwischendurch ist die CHRS- Methode aber nicht so gut geeignet. Sie spüren selbst, welche Muskeln so verspannt sind, dass sie häufiger gedehnt werden sollten. Hören Sie in sich hinein und versuchen Sie, Ihre Körpersignale bewusst wahrzunehmen.

E wie Ernährung und Entspannung

Ernährung als Basis für den Erfolg – im Job und im Sport

Heute schon „gesnackt"? Gleich einen Keks und schnell noch ein Stück Kuchen, bevor es zum Meeting geht. Das ist schließlich immer noch besser, als wenn das Mittagessen ganz ausfällt – oder? Stellen wir diese Frage einmal zurück und widmen uns erst einem gängigen Tagesablauf vieler Führungskräfte: Deren Terminplan ist von morgens bis abends fast durchgehend gefüllt. Zum gesunden, bedarfsgerechten Essen finden sie kaum noch Zeit. Erst abends kommen sie in Ruhe zu einer warmen Mahlzeit, oft im Restaurant, noch mit Kollegen oder mit Geschäftspartnern. Das eine oder andere Glas Bier oder Wein, dazu das leckere Gericht oder gar ein Menü – leider ist alles zusammen etwas zu üppig. Fazit: Essen im angenehmen Ambiente und in freundlicher Gesellschaft wiegt die Nachteile einer späten Nahrungsaufnahme und den vollen Bauch nicht auf. Sodbrennen, Völlegefühl, Abgeschlagenheit lassen die sonst dynamischen und vorwärtsgerichteten Leitwölfe nach einem anstrengenden Arbeitstag erst recht schlapp ins Bett fallen, Schlafstörungen inklusive. Kennen Sie das? Wollen Sie das? Wenn nein, dann ändern Sie es – von Mahlzeit zu Mahlzeit.

Die richtige Ernährung gibt vielen Menschen den letzten Kick, um ihren Mitbewerbern in mancher Hinsicht eine Nasenspitze voraus zu sein. Wenn das Ihr Anspruch im Job und vielleicht auch im Sport ist, dann nutzen Sie diese Chance; mit einem zweckmäßigen und durchaus kulinarischen Essverhalten können Sie Ihre Leistungen verbessern. Dabei geht es nicht um eine Diät oder gar ums Fasten. Vielmehr handelt es sich um eine gesündere Lebensweise und eine bedarfsgerechte Ernährung, die sich zugleich auf sportliche und berufliche Ziele positiv auswirken kann. Und damit zurück zur Ausgangsfrage: Sind Kuchen und Kekse immer noch besser, als gar kein Mittagessen? Nein – wer Kekse oder Kuchen essen kann, könnte zur Überbrückung genauso zu Obst greifen. Ein regelmäßiges Mittagessen unterstützt überdies Ihre Konzentrations- und Leistungsfähigkeit und steigert Ihre Erfolgsaussichten auf allen Ebenen.

Bewusst entscheiden

Wer sich bei der Ernährung auf neue Wege einlässt, muss jedoch wissen, dass diese mitunter das innere Gleichgewicht verändern. Sofern Sie sportlich aktiv sind, ist es hilfreich, wenn der Tagesablauf und das Training in normalen Bahnen weiterlaufen, während sich ausschließlich das Essverhalten ändert. Außerdem ist es sinnvoll, die Mahlzeiten schrittweise zu modifizieren, um umstellungsbedingte Leistungseinbußen beim Training zu vermeiden. Konkret heißt das: Wenn Sie mehrere Essgewohnheiten ändern möchten, tun Sie dies lieber nacheinander. Also zum Beispiel erst das Frühstück oder die Zwischenmahlzeiten ändern, bevor Sie die anderen Mahlzeiten umkrempeln. Ansonsten besteht das Risiko, dass Sie Ihre Vorsätze nicht durchhalten, weil Ihr Verlangen nach den gewohnten Verführungen zu groß wird. Wenn Sie sich aber doch einmal bestimmte Genüsse gönnen, derer sie sich eigentlich entledigen wollten, ist es überdies befriedigender, wenn Sie das bewusst tun und nicht in einer Heißhungerattacke.

Eine Ernährung, die sich auf körperliche und geistige Leistungen positiv auswirken soll, muss dem Körper die Nährstoffe zurückgeben, die er zuvor verbraucht hat. Eine solche Ernährung ist bedarfsgerecht und schützt die Gesundheit. „Dafür sind drei bis fünf Mahlzeiten pro Tag in der richtigen Zusammensetzung notwendig. Eine Mahlzeit täglich sollte warm sein. Außerhalb der Mahlzeiten dann am besten nichts Weiteres“, sagt Dr. Claudia Osterkamp-Baerens, Ernährungswissenschaftlerin am Olympiastützpunkt Bayern. Sie berät zahlreiche Topathleten aus Sommer- und Wintersportarten. Außerdem unterstützt sie ambitionierte Freizeitsportler bei ihrer Ernährungsplanung. „Insgesamt ist für die Leistungsfähigkeit in Sport und Beruf vor allem eine feste Mahlzeitenstruktur wichtig“, erklärt Osterkamp-Baerens. Wer das beachtet, braucht die zugeführten Lebensmittel „nur“ noch richtig zusammenzusetzen und auf die ausreichende Trinkmenge zu achten.

Hoch die Tassen! Am besten zu jeder Mahlzeit

Die allgemein empfohlene Menge an Flüssigkeit, die ein erwachsener Mensch pro Tag benötigt, liegt bei 1,5 bis zwei Liter. Je nachdem, ob Sie viele wasserhaltige Lebensmittel, wie Obst oder Gemüse, zu sich nehmen oder ob Sie viel schwitzen, schwankt die individuelle Trinkmenge allerdings. An verschiedenen Merkmalen stellen Sie fest, wie es aktuell um Ihren Wasserhaushalt bestellt ist: 1.) Reflektieren Sie Ihre Trinkmengen. Wann trinken Sie was und wie viel? Addieren Sie Ihre Getränke und vergleichen Sie den Wert mit der empfohlenen Flüssigkeitszufuhr. 2.) Prüfen Sie Ihr Durstgefühl. Durst entsteht, wenn der Wasserverlust etwa 0,5 Prozent des Körpergewichts oder mehr als 350ml beträgt. Wenn Sie Durst haben, geben

Sie ihm nach und schenken Sie sich „Einen“ ein. (Alkohol zählt aber nicht als Flüssigkeitsgewinn, er wirkt hingegen entwässernd.) 3.) Spüren Sie, ob sich Ihr Mund trocken anfühlt. Wenn ja, dann haben Sie das erste Durstgefühl bereits übergangen und sicherlich ein Wasserdefizit. 4.) Achten Sie auf die Farbe Ihres Urins: ist er strohgelb, sind sie im Lot. Ist er dunkelgelb bis bräunlich, kräht der nächste Wasserhahn nach Ihnen. Ist Wasser in Ihrem Körper ein knappes Gut, werden die von der Niere gefilterten Substanzen weniger in Wasser gelöst. Aus diesem Grund färbt sich der Urin deutlich dunkler, als mit einer ausgeglichenen Wasserbilanz. Ein Wasserdefizit zeigt sich dann mitunter auch in Müdigkeit und Konzentrationsstörungen. Denn bei Flüssigkeitsmangel wird dem Blut und dem Gewebe zunehmend Wasser entzogen, das Blut „dickt ein“. Der Körper kann harnpflichtige Substanzen nicht mehr ausreichend ausscheiden und die Versorgung von Muskel- und Gehirnzellen mit Sauerstoff und Nährstoffen wird eingeschränkt. Weitere Folgen können Kopfschmerzen sein und, auf Dauer, auch Verstopfung. Zudem können häufige Harnwegsinfekte auf einen generellen Flüssigkeitsmangel hindeuten.

Wasser ist ideal

Über den Tag verteilt dient Wasser als kalorienfreies Getränk ideal der Flüssigkeitszufuhr. Ein Schuss Zitrone oder Ingwer wirkt belebend und bringt etwas Abwechslung ins Getränk. Kaffee ist bei drei bis vier Tassen pro Tag auch als Flüssigkeitsgewinn zu betrachten. Auch Tee oder hin und wieder Fruchtsaftschorlen erfüllen ihren Zweck, wenn Ihnen Wasser auf Dauer zu öde schmeckt. Sofern Sie auf die Kalorienzufuhr achten wollen, ist es beim Fruchtsaftmix umso besser je höher der Wasseranteil ist. Dann wäre eine „dünne“ Schorle, eine gute Schorle. Auch Light-Getränke können ab und zu eine Alternative sein. Die haben allerdings den Nachteil, dass sie Farbstoffe, Säuerungsmittel und Süßstoff enthalten. Letzterer hat zudem den ungünstigen Effekt, dass er die Geschmacksvorliebe weiterhin auf süß ausrichtet. Die nötige Tagesmenge an Flüssigkeit erreichen Sie leicht, wenn Sie alle Mahlzeiten um ein großes Getränk ergänzen. Wer sich das vornimmt, ist schon auf dem richtigen Weg, seine geistige und körperliche Leistungsfähigkeit im Job und im Sport auf Vordermann zu bringen. Denn wer tagsüber genug trinkt, ist im Beruf besser bei der Sache und am Abend beim Sport besser versorgt.

Nach dem Sport ersetzen, was verloren geht

Der Flüssigkeitsverlust durch Ihr Training ist allerdings extra zu ersetzen. Und zwar in dem Maße, in dem während der Belastung Flüssigkeit abgegeben wurde. Um genau herauszufinden, wie hoch Ihr Schweißverlust beim Sport ist, wiegen Sie sich vor und nach dem Training ohne Kleidung. Es ist damit zu rechnen, dass Sie in Trainingseinheiten mit gleichem Umfang und gleicher Intensität in etwa die gleiche Schweißmenge verlieren. Wer an drei Tagen in der Woche Joggen geht und hier die Strecke und den Zeitaufwand stets beibehält, kontrolliert das Körpergewicht und den Schweißverlust in dieser Woche einfach nach den jeweiligen Trainingseinheiten. Damit vergewissern Sie sich, dass Ihr Schweißverlust jeweils tatsächlich ähnlich hoch ist. Dann wissen Sie auch für künftige Sporteinheiten dieser Art, wie viel Flüssigkeit Sie durch ein Getränk ersetzen müssen. Und, Sie können die erforderliche Gesamttrinkmenge an den Tagen abschätzen, an denen Sie trainieren. Im

Winter wiederholen Sie die Prozedur auf der Waage, da sich die Rahmenbedingungen ändern und sich dadurch die produzierte Schweißmenge ändern kann. Beachten Sie: Isotonische Getränke helfen Ihnen bei Ausdauerbelastungen, die länger als eine Stunde andauern und bei denen es – wie im Wettkampf – darum geht, eine bestimmte Leistung abzurufen. Selbst gemischt, erreichen Sie ein isotonisches Getränk beispielsweise mit einem 1:1 Apfelsaft-Wasser-Mix. Bei kürzeren Belastungen und im Training reicht mineralreiches Wasser aus, um den Flüssigkeitsverlust auszugleichen.

Zurück zum Essen: Natürlich Obst und Gemüse

Idealerweise nehmen Sie täglich zwei Hände voll Obst und drei Hände voll Gemüse zu sich (teils roh, teils als warme Gemüsebeilage, am besten in verschiedenen Farben). Damit ist Ihre Basis für die Vitaminversorgung bereits gelegt. Bedenken Sie, dass Vitamine vor allem beim Kochen verloren gehen. Falls Sie selbst kochen, sollten Sie Gemüse daher nur bissfest garen. Rohkost bietet sich als Zwischenmahlzeit an und gehört regelmäßig auf den Speiseplan. Insgesamt sind fünf Portionen am Tag in Form von Obst und/oder Gemüse ein gutes Ziel. Wenn Sie häufig auswärts essen, dann könnten Sie die Speisen zu sich nehmen, die Sie sich zu Hause nicht zubereiten. Achten Sie aber trotzdem auf die Zusammensetzung Ihrer Mahlzeit. „Zu Gemüse oder Salat gehören außerdem täglich ein bis zwei Esslöffel Öl, idealerweise Raps- oder Olivenöl", so Osterkamp-Baerens. Verzichten Sie auf Fertigdressings. Mit Essig und Öl können Sie Ihren Salat kalorienärmer und nach individuellem Geschmack anrichten.

Außerdem: Machen Sie im Alltag Ihren Einfluss geltend. Wo Kekse und Kuchen aufgetischt werden, hätten stattdessen, oder wenigstens zusätzlich, auch Obst oder Rohkost Platz. Machen Sie sich überdies für eine Mittagspause stark. Davon profitieren alle Mitarbeiter und durch deren gesteigerte Produktivität schließlich auch das Unternehmen.

Eiweiß als Muskelbaustoff

Eiweiß spielt eine große Rolle für den Aufbau von Muskulatur und Organen. Für Enzyme und Hormone, beides Bestandteile des Stoffwechsels, dient Eiweiß als Grundsubstanz. Wer regelmäßig Sport treibt und seine Muskeln aufbauen will, darf ein bisschen mehr von diesem Basisnährstoff zu sich nehmen. Um den Eiweißbedarf zu decken, gehört am besten täglich Milch, Joghurt, Quark oder Käse zum Menü – auch die laktosefreien Varianten mit Anreicherung von Calcium und Vitamin B2 dienen der Eiweißzufuhr. Ein Eiweißlieferant zu jedem Imbiss und schon sind Sie gut versorgt. Mageres Fleisch, auch Schinken, Fisch oder Eier ergänzen den Speiseplan um weiteres Eiweiß. Ihren Eiweißbedarf können Sie ebenso mit einer ovo-lakto-vegetarischen Ernährung, also ohne Fleisch, aber mit Milchprodukten und Eiern, bedarfsgerecht decken – insbesondere wenn Sie diese Ernährungsform noch mit Sojaprodukten unterstützen. „Auch bei einem drei- bis fünfmaligen Training pro Woche", so Osterkamp-Baerens, „ist der Eiweißbedarf locker mit normalen Portionsgrößen bei den Eiweißträgern abgedeckt."

Gönnen Sie sich bei einer Hauptmahlzeit ruhig mehrere kleine Portionen mit verschiedenen Nährstofflieferanten. Kein Nahrungsmittel enthält alle Nährstoffe, deshalb müssen viele

Lebensmittel kombiniert werden, um den Nährstoffbedarf des Körpers zu decken. „Eine ‚gesunde' Ernährung ist eine bedarfsgerechte Ernährung. Sie liefert alle lebensnotwendigen Nährstoffe in den Mengen, wie sie notwendig sind, um die Gesundheit, Funktions- und Leistungsfähigkeit des Körpers zu erhalten", erklärt Ernährungswissenschaftlerin Osterkamp-Baerens. „Je häufiger Sie also Lebensmittel und Sorten, zum Beispiel bei Obst, Gemüse und Getreideprodukten, durchwechseln, desto höher ist die Wahrscheinlichkeit, dass alle Nährstoffe abgedeckt werden."

Der richtige Mix für mentale Fitness

Generell gilt bei der Lebensmittelauswahl: Wenig verarbeitete Grundnahrungsmittel bevorzugen – also lieber Müsli auf Flockenbasis statt Flakes, Kartoffeln statt Kroketten, Pommes oder Rösti, Naturjogurt mit frischem Obst statt Fruchtjogurts oder Jogurtdesserts, mageres Fleisch (z.B. Schnitzel) statt Currywurst, Aufschnittwurst oder Chicken Wings.

Wenn es unterwegs schnell gehen soll, bietet der Asia-Imbiss mit Reis, Gemüse, Soja/Tofu und Fleisch alles was Sie brauchen, meist frisch aus dem Wok. Auch ein Döner ist eine gute Wahl, wenn Sie davon ausgehen können, dass die Fleischqualität in Ordnung ist. Und auch Fast-Food-Ketten bieten nicht nur Hamburger und Pommes. Heben Sie den Kopf und richten Sie den Blick auf die Speisetafel: Salate, Curry-Chicken oder Wraps – da könnte doch etwas für Ihre neuen Vorsätze dabei sein, oder?

Kaufen Sie sich unterwegs zudem für zwischendurch eher belegte Brote anstatt Käsebrezeln, Schinkenhörnchen oder überbackene Tiefkühlbaguettes. Beim Brot ist es am besten zum Vollkornbrot zu greifen. Sie vertragen keine Vollkornprodukte? Versuchen Sie es mit Produkten, die das ganze Korn stark gemahlen enthalten. Meist kommen Verdauungsprobleme durch die ganzen Körner zustande. Andernfalls sind Graubrote besser als Weißbrot. Kohlehydratträger in die Mahlzeiten einzubauen, ist hilfreich für das Wohlbefinden und eine gute mentale Leistungsfähigkeit.

Bei den Getreideprodukten sind Vollkornprodukte zwar zu bevorzugen, oft hat man aber auf dem Weg zum nächsten Termin nicht wirklich die Wahl. Also achten Sie darauf, zumindest insgesamt mehr Vollkorn- als Weißmehlprodukte zu sich zu nehmen. Die bekommt man gut in einer Zwischenmahlzeit unter, indem Sie beispielsweise Ihren Jogurt mit Banane mischen und Müsli oder Haferflocken hinzugeben. Auch Obst enthält Kohlehydrate und ist deshalb als Nachtisch oder Zwischenmahlzeit idealer Ersatz für Süßigkeiten und immer eine gute Alternative zu Keksen und Kuchen. Bei gekauftem Müsli sind Sie gut beraten, wenn Sie Angebote wählen, bei denen die einzelnen Zutaten klar erkennbar sind. Flocken, getrocknetes Obst, Körner und Nüsse, die im „crunchy" Zucker- oder Honigguss verschmolzen sind, fallen eher in die Kategorie Süßigkeit. Das Etikett hilft bei der Kaufentscheidung weiter: 100g Müsli sollten weniger als 20 Gramm Zucker enthalten und weniger als 10 Gramm Fett. (Nur Nuss-Müslis dürfen beim Fettanteil, wegen der positiv wirkenden ungesättigten Fettsäuren, etwas höher liegen.) Abgefüllte „To-go-Müslis" aus dem Supermarkt sind eine schnelle Alternative, die Sie dann nur noch mit Milch oder Jogurt anreichern. Ihr Stück Obst können Sie auch noch hinterher essen. Und wenn es etwas Warmes sein soll, dann sind Nudeln, Reis, Couscous und andere Getreidearten sowie Kartoffeln gute Energielieferanten.

Kohlehydrate für körperliche Leistung

Kohlehydrate (=Zucker) nehmen in allen Sportarten mit intensivem Training als energiebringende Substanz eine wichtige Funktion ein. Der Körper kann Kohlehydrate in der Leber und im Muskel speichern und sie von dort bei Bedarf abrufen. „Freizeitsportler, die intensiv trainieren, versorgen sich am besten vor und – je nach Belastung – während des Sports mit Kohlehydraten“, sagt Osterkamp-Baerens. Relevant sei die Kohlehydratzufuhr während der Aktivität generell bei Wettkämpfen und wenn intensive Belastungen über 90 Minuten dauern. „So bleibt man leistungsfähig und vermeidet den Hungerast“, sagt die Oecotrophologin (Ernährungswissenschaftlerin). Der sogenannte Hungerast tritt auf, wenn der Kohlehydratspeicher in der Muskulatur aufgebraucht ist und der Körper auf die Kohlehydrate zurückgreifen muss, die sich im Blut befinden. Nach einiger Zeit sind auch diese verbraucht, fehlen dann wiederum im Gehirn und mindern die Leistungsfähigkeit; man fühlt sich erschöpft. Mit einer vorherigen Zwischenmahlzeit oder einem angemessenen Mittagessen hätte die erforderliche Leistung abgerufen werden und alles besser laufen können.

Ob auch nach dem Training eine zusätzliche Kohlehydratzufuhr notwendig ist, hängt vom Trainingsplan ab. Wer am folgenden Tag gleich wieder eine intensive Ausdauerbelastung von über 90 Minuten plant, sollte nach der Belastung kohlehydratreich essen, um die Speicher fürs nächste Training aufzufüllen. Wer erst wieder in ein oder zwei Tagen trainiert, hat noch jede Menge Mahlzeiten vor sich, in denen er für einen Kohlehydratnachschub sorgen kann. Es muss nicht gleich die erste Mahlzeit nach dem Training sein.

Ernährung, die nicht bedarfsgerecht ist, macht sich in Leistungseinbußen und/oder in Gesundheitsstörungen bemerkbar. Die Störungen sind unterschiedlich schnell spürbar. Während Kalziummangel bei Frauen oft erst mit einer Osteoporose während der Wechseljahre registriert wird, macht sich ein Kohlehydratmangel, wie eben geschildert, bereits nach zwei Stunden bemerkbar. Das Problem ist nur, dass man sein Unwohlsein meistens nicht auf Ernährungsfehler zurückführt. Wer im Training regelmäßig Hunger bekommt, weil er vom Büro aus sofort zum Sport hechtet, der sollte es vorher mit einer kohlehydratreichen Zwischenmahlzeit probieren. Etwa 30 bis 60 Minuten vor dem Training wird diese für eine spürbar größere Leistungsbereitschaft und -fähigkeit sorgen. Sie können sich besser konzentrieren und die Verletzungsgefahr ist reduziert.

„Wer im Training mal wieder einen schlechten Tag hatte, der hatte zu 99 Prozent einen Kohlehydratmangel“, erklärt Oecotrophologin Osterkamp-Baerens. (Vorausgesetzt, der Betroffene ist gesund und nicht geschwächt, etwa wegen eines bevorstehenden Infekts oder sonstiger physischer und/oder psychischer Be- und Überlastungen.) Die kleine Mahlzeit zwischendurch ist also, richtig zusammengesetzt, nicht nur ein Werbegag, sondern oft hilfreicher „Leistungsretter“. Lassen Sie sich zwischen einer Hauptmahlzeit und dem Training etwa zwei bis drei Stunden Zeit. Und, wenn Sie den Sport an einem bestimmten Tag einplanen, lassen Sie gerade dann das Mittagessen nicht ausfallen. Gehen Sie nie ausgehungert zum Sport, dadurch machen Sie es sich nur selbst schwer. Ihr Training soll doch schließlich Spaß machen und als Ausgleich dienen. Das gelingt nicht, wenn Sie unterversorgt aufgeben müssen oder unter Ihren Möglichkeiten bleiben.

Wer ausreichend mit Kohlehydraten versorgt ist, kann sich außerdem gut konzentrieren, und das ist für die geistige Arbeit und für alle Sportarten bedeutend. Bei der Kohlehydratzufuhr ist es ideal, Lebensmittel zu wählen, die den Zuckerspiegel langsam ansteigen lassen und durch die er ebenso langsam wieder abfällt. Das gelingt am besten mit Getreideprodukten, die das ganze Korn enthalten. Haferflocken sind beispielsweise verlässliche Langzeit-Energielieferanten, dazu gut verdaulich sowie, vitamin- und mineralstoffreich. Im Müsli angereichert, mit Trockenfrüchten oder frischem Obst, werden sie auch lecker. Vollkornprodukte bieten einen guten Schutz vor dem Heißhunger auf Süßes, der eine Folge des niedrigen Blutzuckerspiegels ist: Dabei ist der Körper mit „Zucker“ unterversorgt. Wer dennoch auf die geliebte Süßigkeit nicht verzichten will, könnte auf kleinere Portionen zurückgreifen und diese auch durch Obst ersetzen.

Fette sind erlaubt

Häufig denkt man beim Wort „Fette“ an Übergewicht und Dickmacher. Doch Fette haben wichtige Aufgaben. Sie sind zum einen ein effizienter Energielieferant bei Ausdauerbelastungen und können dem Körper doppelt so viel Energie pro Gramm bereitstellen wie Kohlehydrate. „Fette werden beim Sport dann verbraucht, wenn Sauerstoff ausreichend vorhanden ist“, sagt Osterkamp-Baerens. Deshalb läuft ein Ausdauertraining, das den Fettstoffwechsel trainieren soll, bei geringer Intensität ab. Je nach Trainingszustand muss eine Ausdauerbelastung also mindestens 20 Minuten dauern, bevor die Energieversorgung überwiegend durch den Fettstoffwechsel gedeckt wird. Der Körper holt sich dann die Fette, die er zu bieten hat.

Fette dienen uns zum anderen zur Wärmeisolation und außerdem als Druckpolster für Organe. Hochwertige Fettquellen sind kaltgepresste Pflanzenöle und Fisch – vor allem Seefische – in allen Variationen. Diese Produkte sind reich an ungesättigten Fettsäuren und wirken sich günstig auf den Cholesterinspiegel des Menschen aus. Auch Nüsse, Leinsamen und Soja sind gute Lieferanten für die wertvollen Fette. Die Zufuhr von ungesättigten Fettsäuren (z. B. Omega-3-Fettsäuren) ist für den Körper unentbehrlich, da er einige von ihnen nicht selbst herstellen kann. Das sind gute Nachrichten für Sushi-Fans: Kaltwasserfische, wie Lachs, Makrele oder Thunfisch und Algen liefern reichlich ungesättigte Fettsäuren. Die Fettpolster der Fische sind für deren Gesundheit ebenso wichtig wie für unsere: Sie schützen sie vor der Kälte. Ebenso wie den Hering, der mit den speziellen Fetten dem traditionellen Fischbrötchen einen besonderen Wert verleiht.

Doch zu viel fettiges Essen, besonders von den weniger hochwertigen, gesättigten Fettsäuren, spiegelt sich in den ungeliebten Fettpolstern wider. Diese Fettsäuren verstecken sich häufig in Süßwaren oder Wurst. Echte ungünstige Fettbomben sind zudem alle panierten oder frittierten Lebensmittel sowie Soßen, die mit Mayonnaise oder Sahne zubereitet werden. Vielfach ist allerdings auch ein übermäßiger Zuckerkonsum verantwortlich für die Speckröllchen. Und: Wer sich zwar mit hochwertigen Produkten ernährt, davon aber zu viel isst, kann genauso übergewichtig werden, wie ein Mensch, der eine vermeintlich ungesunde Ernährung zu sich nimmt. Wie immer kommt es auf das Maß an.

Energiebilanz steuert Körpergewicht

Wenn es Ihnen gelingt, die Energiebilanz – das Verhältnis von Kalorienverbrauch und -zufuhr – auszubalancieren, prima! Dann werden Sie Ihr Körpergewicht konstant halten. Nur falls Sie abnehmen möchten, ist es erforderlich, mehr Kalorien zu verbrauchen, als Sie zu sich nehmen. Den eigenen Energieverbrauch können Sie natürlich am schnellsten durch mehr Bewegung steigern. Zusätzlich können Sie Ihren Energieverbrauch beeinflussen, indem Sie versuchen, den Anteil Ihrer Muskulatur an der Gesamtzusammensetzung Ihres Körpers zu erhöhen. Das Interessante an den Muskelzellen ist, dass sie auch in Ruhephasen nach mehr Energie verlangen. Ihr sogenannter Grundumsatz erhöht sich dadurch. Wer also abnehmen bzw. seine Problemzonen straffen möchte, dem kann ein Muskelaufbautraining die Prozedur erleichtern. Er muss zwar dennoch für eine negative Energiebilanz sorgen – also mehr Kalorien verbrauchen, als zu sich nehmen. Aber weil die Muskelzellen

Energie fordern und so den Grundumsatz steigern, ist es dem Betroffenen möglich, etwas mehr zu essen, als es mit weniger Muskulatur erlaubt wäre.

Wollen Sie Ihr Gewicht über eine stark strukturierte Ernährungsumstellung reduzieren, lassen Sie sich am besten ernährungswissenschaftlich und individuell betreuen. Ein voller Terminkalender und die Konzentration auf Ihre körperliche und geistige Fitness verlangen Ihnen bereits viel ab. Einen Ernährungsplan zum Abnehmen selbst aufzustellen, zerrt den meisten Menschen an den Nerven. Lassen Sie sich deshalb ruhig professionell dabei unterstützen! Allerdings können Sie parallel dazu perfekt selbst kontrollieren, ob Ihre Energiebilanz ausgewogen ist. Prüfen Sie regelmäßig unter standardisierten Bedingungen Ihr Körpergewicht: Das tut man aber nicht, indem man sich nach jedem Training verschwitzt auf die Waage stürzt. „Wer ein Mal pro Woche, morgens nach dem ersten Toilettengang, den Weg zur Waage findet, schafft sich standardisierte Bedingungen. Unter diesen Voraussetzungen sind auch zuverlässige Gewichtsaussagen zu treffen", so Osterkamp-Baerens.

Frühstück: Der Kick-off in den Tag

Ihr Gehirn arbeitet auch in der Nacht und leert die Kohlehydratspeicher. Ihr Frühstück kann deshalb ein entscheidender Faktor sein, um fit in den Tag zu starten. Brot, Müsli und/oder Obst helfen Ihnen beim wach werden. Denjenigen, denen bereits das Frühstück ein Dorn im verschlafenen Auge ist, wäre vielleicht mit zwei Bananen, sonstigem Obst und Fruchtsaft gedient. Probieren Sie einfach einmal aus, ob ein Frühstückshappen in der individuell richtigen Zusammensetzung sich nicht doch in einer Leistungssteigerung bemerkbar macht.

Wissenschaftlich gesichert ist dies zwar nicht, aber wer das morgendliche Training ohne adäquates Frühstück beginnt, weiß schließlich nicht, ob es mit den richtigen Nährstoffen an Bord eventuell doch besser läuft. Auch gilt es zu bedenken: Wer auf einen Happen zum Frühstück komplett verzichtet, könnte unterzuckern, wenn er beispielsweise unter Zeitdruck steht und dann den richtigen Moment für den Energienachschub verpasst. Das schwächt die körperliche und die mentale Leistungsfähigkeit.

Unsere Empfehlung: Beherzigen Sie unsere allgemeinen Tipps und machen Sie es nicht komplizierter als es ist. Setzen Sie Ihren gesunden Menschenverstand ein und nehmen Sie Ihre Körpersignale wahr. Greifen Sie zu Grundnahrungsmitteln, machen Sie einen großen Bogen um Süßes, Kuchen, Hot Dog und ähnliche Produkte, mit denen Sie – möglicherweise bislang – eine „ordentliche“ Mahlzeit ersetzt haben. Entscheiden Sie bewusst, welche Ernährungsvorsätze Sie umsetzen können und wollen. Außerdem: Probieren Sie aus, was Ihnen gut tut und wenden Ihren jetzigen Wissensvorsprung gezielt beim Sport und im beruflichen Alltag an.

Nun sind Sie an der Reihe: Sie planen Ihren Tagesablauf, Sie planen Ihr Training oder lassen sich dabei von Ihrem Trainer unterstützen, also, planen Sie auch Ihre Mahlzeiten. Wenn Sie das schaffen, dann ist auch Ihr sportlicher Erfolg vorhersehbar – und im Job läuft’s auch.

Entspannung für mehr Leistung!

Im Sport garantiert das Prinzip der optimalen Relation von Belastung und Erholung eine Leistungssteigerung. Dieses Trainingsprinzip lässt sich auch auf die Berufswelt gut übertragen. Im Job sind Momente zum Relaxen ebenso wichtig, um leistungsfähig zu bleiben und um sich zu steigern, wie sie eine Grundlage für den sportlichen Erfolg sind. Weshalb das so ist, lässt sich leicht erklären.

Beginnen wir mit dem Sport: Das Prinzip der optimalen Relation von Belastung und Erholung basiert darauf, dass der Sportler zuerst einen intensiven Trainingsreiz setzt, beispielsweise durch Krafttraining in der Muskulatur. Der Athlet beansprucht durch die muskuläre Belastung Eiweißstrukturen und leert die verschiedenen Energiespeicher im Muskel und in der Leber. Infolge dieser Prozesse werden die Speicher in einer anschließenden Ruhephase wieder aufgefüllt sowie genutzte Strukturen neu aufgebaut – und zwar über das vorherige Maß hinaus. Der Körper rüstet in dieser Phase auf, damit er für eine mögliche weitere Beanspruchung besser ausgestattet ist und bevorstehende Lasten besser bewältigen kann. Diesen Vorgang nennen die Sportwissenschaftler Superkompensation. Folgt auf eine ausreichende Erholungsphase der nächste und noch intensivere Trainingsreiz, wiederholt sich dieser Prozess und es kommt zu einem kontinuierlichen Leistungsanstieg. Für die Praxis heißt das konkret: Wer heute im Kraftraum den Oberkörper trainiert, sollte morgen lieber Joggen, anstatt sich gleich wieder mit Gewichten der Strandfigur zu widmen. Das nächste Workout wäre, je nach Intensität des Krafttrainings, frühestens übermorgen fällig. Auf diese Weise passt sich die Muskulatur stets neu an und ist bereit für weitere Herausforderungen. Diese Anpassung nennen die Sportwissenschaftler Adaptation. Der sportliche bzw. körperliche Erfolg ist so garantiert.

Auf den Job übertragen bedeutet das: Wer seinem Gehirn eine Pause gönnt, nachdem seine Nervenzellen bereits den ganzen Vormittag wie ein Feuerwerk Ideen gesprüht haben, der ermöglicht ihm in der Pause Energie zu tanken. Und hier tritt dann auch der Effekt ein, der Ruhephasen für das Gehirn besonders attraktiv machen: Wer es schafft zu entspannen, gibt den Weg frei für neue Gedanken, die bislang keine Chance hatten, sich zu entwickeln. Manchmal präsentieren sich dann, für ein lang gehegtes Problem, plötzlich der richtige Einfall und damit der nächste Schritt hin zur Lösung. Erfolgreiche Manager nutzen diesen Effekt von gezielten Entspannungsphasen zunehmend. Für diejenigen, die Ruhephasen noch nicht planmäßig im Job einbauen, hier noch ein Beispiel, das die meisten so oder ähnlich schon einmal erlebt haben dürften. Es hebt den Mechanismus, wie Entspannung auf das Gehirn wirkt, noch einmal hervor: Man steckt so tief in einem Thema, dass man kaum noch einen klaren Gedanken dazu findet. Der Betroffene dreht sich im Kreis. Dann aber, ganz plötzlich beim Joggen, Spielen mit den Kindern oder beim entspannten Abendessen, macht es „plopp" – die Lösung ist da. Und genau dafür ist auch die planmäßige Entspannung gut, die im Job eine erfolgreiche Arbeit unterstützt.

„Im Sport nimmt die Regeneration für einen Athleten bis zur Entwicklung eines Weltklassesportlers einen wichtigen Part ein", sagt auch Professor Jan Mayer. Der Sportpsychologe zieht ebenfalls, wie in diesem Kapitel dargestellt, die Parallelen zum beruflichen Erfolg, wenn in arbeitsintensiven Zeiten gezielt Entspannungsphasen eingesetzt werden. Er ist einer der vier Geschäftsführer von Coaching Competence Cooperation in Heidelberg. Mayer berät mit seinen Heidelberger Partnern Spitzensportler und Persönlichkeiten aus der Wirtschaft und dem öffentlichen Leben. Das Psychologen-Team arbeitet mit seinen Klienten daran, ihre Ziele zu erreichen sowie ihre Leistungsvoraussetzungen zu verbessern und zu sichern. Dabei nutzen Sie vielfach ihre Kenntnisse aus der Sportpsychologie und beziehen sie in die Beratung von Managern und Führungskräften ein, denn die Ansprüche in der Wirtschaft sind denen im Spitzensport auf vielen Ebenen ähnlich.

Entspannung meistern

Trotz dieser Erkenntnisse ist der Weg zur Entspannung für viele Führungskräfte eine echte Herausforderung. Wer stets die Zeit im Nacken hat, kann sich vielleicht gar nicht vorstellen, dass er durch geplante Ruhephasen etwas gewinnt, das ihm in manchem Augenblick den entscheidenden Vorsprung sichert. Eine Chance, dem rastlosen Alltag etwas entgegenzusetzen, wäre beispielsweise Mahlzeiten und Ruhephasen miteinander zu verbinden. Wer sich zum Essen zurückzieht oder es so verbringt, dass sich dabei genießen und relaxen lässt, schafft schon viel, um den Energiespeicher für Körper und Geist aufzufüllen. Trotzdem müssen bei einem voll terminierten zehn- bis zwölf-Stunden-Tag noch mehr Ruhephasen her. Mehrere Mikropausen im Büro à fünf bis sechs Minuten oder ein bis zwei Mal etwa 20 Minuten pro Tag brauche eine viel gefragte Führungskraft zum Abschalten, empfiehlt Sportpsychologe Mayer.

Für Letzteres eignen sich besonders Spaziergänge, allerdings ohne die digitalen Berufsbegleiter Smartphone und Co, damit es wirklich gelingen kann, abzuschalten. Auch hier ist es möglich, beispielsweise Bewegung, Entspannung und das Mittagessen zu verbinden. Gehen Sie zu ihrem Lieblingsrestaurant oder -imbiss oder nehmen Sie sich die Zeit den nahegelegenen Wochenmarkt zu besuchen. Wenn Sie das Glück haben, dass ein Markt in der Nähe Ihrer Firma stattfindet, ist das Tohuwabohu unter Menschen eine gute Gegenwelt zu Ihrem Büroalltag.

Wichtig für eine erfolgversprechende Pause ist die gute Planung. Mayer rät dazu, Pausen im Alltag bewusst zu terminieren: „Pausen zu gestalten und ernst zu nehmen gehört zum Job“, findet der Psychologe. Wer das so umsetzt, muss das Thema Entspannung vielleicht neu bewerten – denn Ruhephasen sind keine Nebensache, sondern sie stellen sicher, dass Sie lange belastbar bleiben und sichern Ihren Erfolg. Orientieren Sie sich dabei am Sport, wo Leistung ohne Pausen undenkbar wäre. Bemessen Sie das Thema Entspannung also neu und nutzen Sie Ruhephasen zur energiebringenden Regeneration. Das gelingt mit kurzen Auszeiten, die in Ihrem Terminplan einen festen Platz haben.

Analog regenerieren und bei sich bleiben

Setzen Sie sich einfach einmal bequem hin. Atmen Sie durch und denken Sie an etwas Schönes oder schauen Sie auf ein schönes Bild im Büro. Sie spüren schnell, dass sich Ihr Puls damit bereits beruhigt. Am leichtesten verfolgen Sie den Puls direkt an Ihrem Fitnessarmband, sofern Sie eines nutzen. Sie können Ihren Puls aber auch ebenso einfach mit den Fingern Ihrer

Hand an der Halsschlagader ertasten. Oder Sie kombinieren das Gefühl am Hals mit dem visuellen Reiz auf dem Display des Armbandes, um den Effekt ganz genau zu verfolgen und zu erspüren. Legen Sie sich für Ihren Entspannungszweck ruhig eine Auswahl an angenehmen Fotos in Ihre Schreibtischschublade. Ein schönes Bild auf dem Smartphone oder dem I-Pad hat den Nachteil, dass Sie eventuell eingehende Nachrichten beim Entspannen stören. Wenn Sie digital entspannen möchten, leisten Sie sich vielleicht eine Virtual-Reality-Brille (VR-Brille), die Ihnen eine Phase der Muße ermöglicht. Damit können Sie sich durchaus abschotten, wenn Sie in eine ruhige Welt eintauchen. Schnelle Bildfolgen hingegen, wirken weniger entspannend.

Analoges Relaxen ist jedoch vor allem deshalb sinnvoll, weil Sie dabei ganz bei sich sein und bleiben können. Sie nehmen wahr, wie sie selbst Ihre Körperfunktionen beeinflussen können. Eine Fähigkeit, die Sie mit etwas Übung, durch ein immer wiederkehrendes Entspannungsritual, zunehmend besser abrufen können. Die Wirkungen von Entspannungsmaßnahmen bemerken Sie in Ihren körperlichen Reaktionen: Die Muskulatur entkrampft und die Gefäße erweitern sich. Durch die weiten Gefäße wird die Haut besser durchblutet – ein Wärmegefühl kann entstehen. Die Haut nimmt tatsächlich an Temperatur zu und wird empfindsamer. Außerdem reduziert sich der Blutdruck, die Atmung wird ruhiger und tiefer, was mehr Sauerstoff pro Atemzug bei zugleich geringerem Sauerstoffverbrauch mit sich bringt. Zudem entspannt sich die Hirnaktivität, was die Entstehung neuer Impulse ermöglicht.

Rituale schaffen

Diese Körperreaktionen können Sie ritualisieren. Ein Ritual erschaffen Sie, wenn Sie bestimmte Entspannungsmethoden finden, die Sie regelmäßig in Ihren Alltag einbauen. Diese Rituale können Sie später wahlweise abrufen, wenn Sie beispielsweise einen Vortrag oder eine wichtige Präsentation halten wollen. Oder wenn Sie auf einer Geschäftsreise sind und den Termin zeitlich noch gerade so einhalten können. Wenn Sie ein Entspannungsritual entwickelt haben, dann können Sie noch die letzten Minuten im Taxi zum Ruhen nutzen und dann frisch in ihr Meeting gehen. Das Gute an den individuellen Entspannungsstrategien ist, dass Sie sie immer bei sich haben. Sie brauchen keinen Coach an Ihrer Seite oder die Brille, die Sie noch schnell aufsetzen müssen. Sie wirken auf sich selbst ein und sind nicht auf die Hilfe anderer angewiesen. Eine gute Möglichkeit ist es beispielsweise auch mit Musik zu entspannen. „Dabei wählt man am besten Stücke mit weniger als 60 Beats pro Minute aus“, empfiehlt Mayer. Wer sich etwa vornimmt, sich in seiner geplanten Pause zurückzuziehen, um zwei ruhigen Liedern zu lauschen und dabei seine Gedanken fließen lässt, hat damit begonnen, sich ein Ritual zu schaffen – und zwar für einen kurzen, klar begrenzten Zeitraum. Hat sich ein solches Ritual erst einmal eingespielt und automatisiert, können Sie Ihren Entspannungszustand jederzeit abrufen. Entspannung ist nämlich eine Fertigkeit, die jeder lernen und ausüben kann, ebenso wie jeder eine sportliche Technik, wie etwa Fahrradfahren oder Schwimmen, lernen kann.

Atmen – Ruhewort – Visionen

„Allein das Hinsetzen und das ruhige und tiefe Atmen erzielt eine entspannende Wirkung", erklärt Mayer. Auch ins Grüne schauen oder einen Tee zubereiten – aber ohne das Smartphone an der Seite – sorgten für mehr innere Ruhe, wenn man sich auf diese Momente echt einlasse. Ihrer Fantasie, wie Sie Ihre Mikropausen gestalten wollen, sind keine Grenzen gesetzt. Wenn Sie Ihre Atmung stärker regulieren wollen, könnten Sie etwa länger aus- als einatmen und so Ihren Herzschlag beruhigen. Wenn Sie beim Ausatmen innerlich ein Ruhewort aufsagen, etwa „Ru-he", unterstützt dies den Lerneffekt. Mit zunehmender Übung entspannen Sie schon nur bei dem Gedanken an das Wort. Es empfiehlt sich den Atemvorgang bis zu zehn Mal zu wiederholen. Oder Sie richten Ihre Aufmerksamkeit auf einen Gegenstand. Betrachten Sie zum Beispiel bewusst den Kugelschreiber. Untersuchen Sie ihn auf Farbe, Form, Aufdruck, Größe oder nehmen Sie sich ein bestimmtes Muster vor.

Der Sinn dieser Übung liegt darin, seine Gedanken ganz bewusst auf einen anderen Aspekt zu richten, gezielt weg von den aktuellen Themen. Das gelingt auch mit jedem anderen Gegenstand. Hilfreich sind überdies innere Bilder. Etwa Baumkronen, die der Wind sanft hin und her wiegt, die Weite des Meeres oder einen Lebensmoment der Ihnen eine positive Stimmung verschafft. Es ist ideal, wenn Sie und Ihre Vision gedanklich verschmelzen – ganz gleich welches Bild Sie wählen. Je konsequenter Sie das üben, umso rascher erlangen Sie die Ruhephase und umso schneller sind Sie erholt. Das heißt also: mehr Übung führt wiederum zu kürzerer Regenerationszeit. Wenn Sie Ihr Ritual verinnerlicht haben, nutzt Ihnen das vor allem dann, wenn Sie zwischen zwei wichtigen Terminen kaum Zeit haben zu sich selbst zu finden.

Um Entspannung für eine stabile und gesteigerte Leistungsfähigkeit abzurufen, sind für Sie also vier Punkte die Basis für die optimale Vorbereitung auf den nächsten Termin: 1.) Sie entscheiden sich bewusst dafür, Pausen in Ihren Alltag zu integrieren. 2.) Sie planen die Ruhezeiten, ob klein und/oder groß, in Ihren Tagesablauf fest ein. 3.) Sie überlegen bzw. probieren aus, was Ihnen guttut, also eine erlernte Entspannungsmethode oder selbst gewählte entspannende Momente oder sogar beides. 4.) Sie halten Ihre Pausen ein und führen Sie nach dem immer gleichen Ritual durch.

Probieren Sie aus, was Ihnen guttut, denn auf Entspannungsmethoden spricht jeder Mensch unterschiedlich an. Je nach Ort und Situation hilft außerdem eine kurze Bewegungszeit, sich einer Situation zu entziehen, um sich zu sammeln. Der Weg zur Toilette ist hier die einfachste Lösung – ob wirklich nötig oder nicht, weiß ja keiner. Mit dieser einfachsten Form der Bewegung bauen Sie bereits Stresshormone ab. Schließlich haben Sie nicht immer die Zeit oder die Möglichkeit eine Joggingrunde einzuschieben, um emotional herunterzukommen. Wenn wenig Zeit zwischen den Terminen bleibt, abreagieren aber wichtig wäre und die Toilette keine Option ist – Sie aber die Chance haben, sich kurz auszuklinken –, verabschieden Sie sich für fünf Minuten und gehen Sie durchs Treppenhaus ein paar Stockwerke nach unten. Hoch fahren Sie wieder mit dem Fahrstuhl, damit Sie nicht zu sehr ins Schwitzen kommen.

Bewegung hilft kurzfristig auch in kleinen Happen – den Sport heben Sie sich dann für den passenden Moment auf.

Progressive Muskelentspannung

Eine Entspannungsmethode, bei der Sie bewusst Ihren Körper aktivieren, um geistig zu entspannen, ist die Progressive Muskelentspannung. Bei dieser Methode wird deutlich, wie eng das seelische und körperliche Befinden miteinander verwoben sind. Die Progressive Muskelentspannung arbeitet mit dem gezielten An- und Entspannen verschiedener Muskelgruppen, während sich der Übende jedoch in einer sitzenden oder liegenden Ruheposition befindet. Nach einem vorgegebenen Ablauf begibt sich der Übende auf eine Reise durch seinen Körper und konzentriert sich dabei ganz auf sich. Wer im Alltag psychischen Stress erduldet, wird nämlich immer auch eine erhöhte Muskelspannung mitbringen – dieser Anspannung können Sie mit der Progressiven Muskelentspannung entgegenwirken.

Grundsätzlich bringt jeder Mensch ein bestimmtes Maß an Muskelspannung mit. Dieses Maß ist jedoch individuell verschieden, wird ebenso unterschiedlich wahrgenommen und verändert sich mit der jeweiligen psychischen Verfassung. Mit der Progressiven Muskelentspannung können Sie sich von Stresssituationen im Alltags- und Berufsleben erholen oder diese Momente einfach gelassener angehen. Wer unter hoher psychischer Anspannung steht, dem ist es möglich, ausgeglichener zu werden, wenn er diese Entspannungsmethode beherrscht.

Die Progressive Muskelentspannung können Sie sich innerhalb eines Kurses aneignen. Darin vermittelt der jeweilige

Kursleiter, die erforderlichen Anweisungen und Formeln. Die Methode ermöglicht es aber auch autosuggestiv – in einem Selbstgespräch – zu arbeiten. Die Techniker Krankenkasse bietet beispielsweise auf Ihrer Website (www.tk.de, Webcode 36272) eine Kurzform (12:32 Minuten) der Progressiven Muskelentspannung, die sich jeder auf seinen Computer oder sein mobiles Endgerät herunterladen kann. Die einzigen Voraussetzungen für den Beginn des Trainings sind: bequeme Kleidung, ein ruhiger, abgedunkelter Raum, anfangs etwa 15 Minuten Zeit, ein bequemer Stuhl oder ein Bett. Sie sollten nicht unter Zeitdruck stehen, die eingenommene Position darf Sie nicht anstrengen. Wie jede Entspannungsmethode muss die Progressive Muskelentspannung regelmäßig geübt werden, damit sie erfolgreich einsetzbar ist. Am besten unter den vorgenannten Bedingungen.

Die Progressive Muskelentspannung kann bereits nach zwei bis drei Wochen greifen, es hängt aber auch von der Persönlichkeit und der individuellen Situation des Übenden ab. Wer die Methode beherrscht ist jedenfalls in der Lage, seinen Muskeltonus zu verringern, wann immer dies für ihn wünschenswert ist. Muskelverspannungen können beseitigt und Gefühle tiefer körperlicher und geistiger Entspannung können wahrgenommen werden. Haben Sie die Methode erst einmal gelernt, sind Sie damit auch in der Lage in oder vor Meetings aktiv zu entspannen, weil Sie innere Spannungen aufspüren und bewusst lösen können. Diese Anwendungssituation ist von außen nicht sichtbar. Nur Sie wissen, dass sie gerade in sich hinein spüren und „mikro-aktiv“ Spannungen lösen. Den abgedunkelten

Raum und Ruhe benötigen Sie somit nur in der Übungssituation.

Relaxen ja – Muskelaufbau nein

Um über die Muskelkontraktion der Übungen körperliche Fitness aufzubauen, ist die Progressive Muskelentspannung allerdings nicht gedacht. Es geht zwar darum, in einer gewählten Ruheposition eine Muskelgruppe zunächst gezielt anzuspannen, diese soll nach kurzer Zeit aber wieder bewusst locker gelassen werden. Diese Anspannung hat keinen Trainingseffekt auf das Muskelwachstum. Der Zweck der Übung besteht vielmehr darin, Anspannungen im Körper zu erspüren bzw. aufzuspüren und diese dann bewusst zu lösen. Dies wiederum führt annähernd reflektorisch, also fast automatisch, zu einer geistigen Entspannung. Konsequent angewendet, erreichen Sie mit dieser Praktik eine reduzierte Herzfrequenz und einen geringeren Blutdruck, während die Gefäße gleichzeitig besser durchblutet werden. Alles zusammen geht mit der geistigen Entspannung einher. Außerdem lässt sich hier der Tonus (Spannung) der Skelettmuskulatur verringern, die Atmung verlangsamen und gleichmäßiger gestalten. Die Progressive Muskelentspannung dient somit der geistigen Regeneration, die die körperliche Regeneration gleichermaßen unterstützt.

Gegenwelten aufbauen

Neben den kleinen Oasen des Alltags ist es wichtig auch die großen Luftlöcher zu schaffen, in denen Sie einfach nur tun können wozu Sie Lust haben. Das kann Ihr Sport sein, das kann Familienzeit, ein Wellness-Tag oder eine Bergwanderung sein. Es muss nicht das klassische Hobby sein, für das die meisten

Menschen heute ohnehin kaum noch Zeit finden, aber es sollten Bereiche sein, in denen Sie Ihren Büroalltag hinter sich lassen und sich in eine andere Welt zurückziehen. „Alle 14 Tage sollten sich Führungskräfte für mehrere Stunden solche Gegenwelten gönnen", sagt Mayer. Eine Gegenwelt ist davon gekennzeichnet, dass man sich einer Sache rein aus Freude und Spaß widmet – ganz ohne Leistungs- und Erwartungsdruck. „Auch Spitzensportler treiben nicht nur Sport. Um leistungsfähig zu bleiben und die mentale Stärke im Wettkampf zu behalten, brauchen auch Sie Auszeiten", erklärt der Sportpsychologe.

Wer in der Führungsposition seinen sportlichen und beruflichen Ehrgeiz mit dem richtigen Maß an Ruhephasen verknüpft, wird mit diesem Vorsatz auf beiden Ebenen erfolgreich sein. Sie werden in der Firma besser vorankommen, wenn Sie sich auch mal genüsslich zurücklehnen, während die anderen dauerhaft in Hektik sind. Eine kurzzeitige Gegenwelt kann auch eine ganz passive Entspannungsmaßnahme sein, wie etwa Massagen. Gerade wenn Sie dafür einen festen Zeitpunkt einplanen und Sie ihn dann auch leichter einhalten, sind solche Termine hilfreich. „Jeder mag etwas anderes und je breiter das Spektrum ist, umso eher wird er etwas finden, auf das er anspricht", findet Mayer. Also ran ans Entspannen und Ausprobieren. Nutzen Sie Ihre neu gewonnene innere Ruhe für Ihre Ziele.

F wie Fitness-Studio

Drum prüfe, wer sich länger bindet...

Ist es Vernunft, ist es Lust auf Bewegung oder ist es Körperkult – ganz gleich, aus welchem Grund Sie sich für ein Fitness-Studio entscheiden, wichtig ist, dass Ihnen die dortige Atmosphäre behagt. Wer in sportlicher Hinsicht nicht gerade Überzeugungstäter ist, wird sich sonst erst recht nicht nach oder vor der Arbeit zum Training begeben, um seinen Körper zu stählen. Deshalb zählt der erste Eindruck: Wie wirkt das Studio auf den ersten Blick? Nimmt Sie das Personal schnell als Neuling wahr und kümmert sich um Sie? Können Sie sich also vorstellen, gerne an diesen Ort zu kommen?

Achten Sie darauf, ob der Fitnessberater im Gespräch auf Ihre Wünsche und Probleme eingeht oder ob er nur ein „Programm" abspult. Freundlichkeit und Servicebereitschaft des Personals darf ein potentieller Kunde jederzeit erwarten – ebenso, wie bereits zahlende Mitglieder. Lassen Sie sich die Räumlichkeiten zeigen und orientieren Sie sich nicht nur an den Preisen. Beim Rundgang durch Trainingsräume und sanitäre Anlagen findet jeder schnell heraus, ob das Preis-Leistungs-Verhältnis akzeptabel ist. Insgesamt zeigen sich derzeit – je nach Angebot und Vertragslaufzeit – Beiträge von rund 20 Euro im unteren Preissegment bis etwa 130 Euro pro Monat im Hochpreissegment. Der Durchschnittspreis aller Fitnessanlagen in Deutschland betrug 2016 für einen Jahresvertrag rund 45 Euro pro Monat.

Die großen Fitnessketten bieten meist auch Firmen-Fitnessangebote zu individuell vereinbarten Preisen. Die günstigen Fitnessanbieter glänzen immer wieder mit Sonderangeboten, wie etwa beitragsfreie Trainingszeiten bei sofortiger Anmeldung, oder sie ermöglichen eine monatliche Kündigung. Der Monatsbeitrag hängt von der Länge der Vertragsbindung und/oder der jeweiligen Studionutzung ab. Der Preis lässt nicht unbedingt auf die jeweilige Qualität eines Studios schließen. Sicher ist jedoch, wer allseitig Gutes bietet, ist nicht billig – außer vielleicht bei der Eröffnung. Achten sollte man bei der Werbung auf das Kleingedruckte. Oft ist bei geringen Beiträgen von wöchentlicher Zahlung die Rede – das kann verwirren und am Ende teurer werden als geplant. Grundsätzlich hat jedes Fitness-Studio einen gewissen Spielraum, was die Preise angeht. Deshalb ist es sinnvoll, sich auf die in Preisverhandlungen oft gestellte Frage: „Was ist Ihnen Ihre Gesundheit wert?", bereits vorab eine Antwort zu überlegen. Die Laufzeit der Verträge beträgt üblicherweise zwölf Monate, vielfach wird die Laufzeit aber auch individuell vereinbart. Zur Option stehen sonst meist Verträge über 6, 18 oder 24 Monate. Verlängern darf sich ein Vertrag maximal um zwölf Monate. Üblich und verbraucherfreundlicher ist jedoch eine Verlängerung um die Hälfte der vereinbarten Laufzeit.

Ausstattung und Räumlichkeiten beachten

Wellness, Kursangebote, Cardio- und Gerätetraining sind in den Studios unterschiedlich gewichtet. Es hängt von der Philosophie des Unternehmens ab, welche Trainingsform favorisiert wird. Sinnvoll ist es, mehrere Anbieter zu prüfen und sich ganz bewusst nach den eigenen Bedürfnissen zu entscheiden.

Sogenannte „Special-Interest-Studios“ stellen zielgerichtete Angebote bereit, wie etwa Vibrationstraining, Körpertraining, ergänzt durch elektrische Stimulation, Personaltraining oder Fitnessangebote nur für Frauen. Die gängigen Fitness-Studios bieten indes, neben dem Gerätetraining, ein umfangreiches Kursangebot.

So groß die Auswahl auch sein mag, für den Spaß am Sport ist es wichtig, dass Sie sich ungestört bewegen können. Wenn ein Stützpfeiler mitten im Raum steht, ist das nicht immer möglich. Zur eigenen Bewegungskontrolle sollte in jedem Fall ein großer Frontspiegel angebracht sein. Trainingsgeräte, wie entsprechende verschiedene Handgewichte, Stangen, Gummibänder unterschiedlicher Zugstärke sowie Matten und Steps, gehören zu den Mindestanforderungen. In vielen Kursen geht es schweißtreibend zu, sodass die Sauerstoffzufuhr durch Fenster gesichert sein muss. Wenn es sich um einen Entspannungsraum handelt, gehört auch eine gute Belüftung dazu, denn alleine durch die zahlreichen Besucher „dampft“ es im Raum innerhalb kurzer Zeit.

Kurse wie Wirbelsäulengymnastik, Step-Aerobic, Spinning, Zumba, Fatburner und Bauch-Beine-Po sind Standard. Weiterhin gibt es oftmals Kurse mit diversen Phantasienamen, die jedes Studio anders gestaltet. Manche Kurse können als Präventionskurse von Krankenkassen erstattet werden. Hierfür gilt es im Studio gezielt nachzufragen. Derzeit im Trend liegt das sogenannte „Functional Training“ und das virtuelle Training, bei dem ein Trainer die Sportler über ein Video anleitet. Beim Functional Training geht es um die Aktivität mit dem eigenen Körpergewicht und unterschiedlichen Hilfsgeräten, wie beispielsweise verschiedene Bälle und Handgewichte sowie Seile, Gummibänder, Rollen oder spezielle Gurte, die von der Decke herabhängen. Diese Übungsformen vereinen ein muskuläres Kraft- und Koordinationstraining, meist bieten die Fitness-Studios hierfür einen eigenen Trainingsbereich an. Spezielle Motivations- oder Animationsprogramme, wie „Outdoor-Aktivitäten“ im Sommer oder Infoveranstaltungen zur Ernährung und Gesundheit, sind erfrischend und helfen am Ball zu bleiben.

Geräte müssen „passen“

Im Fitnessraum ist es vorteilhaft, wenn sich die Geräte leicht bedienen lassen. Die Geräte müssen sich auch auf die individuelle Körpergröße einstellen lassen. Die aufliegenden Gewichtsscheiben sollten eine langsame und stufenweise Steigerung ermöglichen. Für den Freizeitsportler oder den Menschen, der nach längerem Rehabilitationstraining seine Fitness für den Alltag beibehalten will, sind Geräte wichtig, an denen der Arbeitswinkel verstellbar ist. Wer etwa Probleme mit der Kniebeugung hat, kann sein Gerät dann so einstellen, dass er sich nur im schmerzfreien Bereich belastet. Spätestens beim Probetraining merken Sie, ob Polster und Widerstände der Geräte gut „sitzen“. Hier ist es auch hilfreich, die jeweiligen Einstellungen selbst auszuprobieren und den Trainer zu bitten, diese auf dem Trainingsplan zu notieren. Manche Studios verfügen über eine Auswahl von Geräten, die elektronisch gesteuert sind und die sich mittels Chip automatisch auf die körperliche Passform des Nutzers einstellen. Das ist sehr komfortabel und bringt eine kleine Zeitersparnis. Ein Probetraining sollte in jedem Fall im

Geräte- und Kursbereich unverbindlich und möglichst kostenlos sein. Einige Studios verlangen dafür einen bestimmten Betrag, der bei einer späteren Mitgliedschaft verrechnet wird. Ob der Trainingsbereich regelmäßig gepflegt wird, ist leicht daran zu erkennen, ob sich Staub auf Gerätebereiche abgelegt hat, die nicht unmittelbar von der Benutzung berührt sind. Ganz besonders wichtig ist die Reinlichkeit auch bei den Ausdauergeräten, denn hier tropft der Schweiß mitunter direkt auf die Geräte. Üblicherweise werden die Cardio-Trainer nach Gebrauch mit Desinfektionsmittel und Papiertüchern abgewischt. Fahrräder, Stepper, Crosstrainer, Laufbänder und Rudergeräte gehören in jedes gut ausgerüstete Fitness-Studio. Im Übrigen: Herrscht Handtuchpflicht im Fitnessraum? Im Gerätebereich kann Schweiß genauso seine Spuren hinterlassen, um der Hygiene willen sind Handtücher deshalb auch hier ein Muss.

Qualifikation und Sauberkeit

Die Qualifikation der Trainer gehört zu den wichtigsten Kriterien, an denen Sie sich auf der Suche nach dem geeigneten Sportbetrieb orientieren sollten. Als Arbeitgeberverband deutscher Fitness- und Gesundheitsanlagen empfiehlt der Deutsche Sportstudio Verband (DSSV) e.V. Sportwissenschaftler oder Krankengymnasten sowie Trainer, die folgende Abschlüsse vorweisen können: Bachelor- oder Masterabschlüsse im Bereich Fitness der Deutschen Hochschule für Prävention und Gesundheitsmanagement, Lizenzen der Deutschen Aerobic Akademie (DAA) und Bildung schafft Aufstieg (BSA) sowie die Lizenzen des DSSV. Das qualifizierte Personal sollte während der Öffnungszeiten für Fragen zur Verfügung stehen, außer bei Studios, die rund um die Uhr geöffnet haben – hier sind feste Zeiten nötig, damit jeder weiß, wann er auf einen Trainer zugehen kann. Ein Pluspunkt für jeden Fitnessbetrieb ist ein Ansprechpartner, der bei gesundheitlichen Problemen mit dem richtig dosierten Übungsprogramm weiterhilft.

Schließlich sind die Umkleideräume und die sanitären Anlagen noch anzuschauen. Abgesehen von individuellen Ansprüchen in puncto Hygiene, dürfen Sie geruchsneutrale Umkleiden und Toiletten erwarten. An Kacheln, Fliesen oder Silikonabdichtungen der Duschräume sollten möglichst keine Pilzspuren zu finden sein. Toiletten, die automatisch ihren Sitz desinfizieren, versprechen ein hohes Maß an Reinlichkeit. Die Anzahl der Duschen und Schließfächer sind vor allem dann wichtig, wenn Sie in der Hauptbetriebszeit von 16 Uhr bis 20 Uhr trainieren wollen. In diesem Fall lernen Sie auch großzügige Umkleiden als echte Annehmlichkeit zu schätzen. Der Wellnessbereich bietet mindestens eine Sauna, zu der unbedingt, für jeden sichtbar, die Saunaregeln ausgehängt sind. Dazu gehört ein ausreichend großer Ruheraum, in dem zwischen den Ruheliegen ein angenehmer Abstand eingehalten werden kann. Es gibt gemischte Studios, die nur eine Sauna haben und ihren weiblichen Mitgliedern mitunter Saunatage für Frauen anbieten.

Von der Kinderbetreuung bis zum Vertrag

In Frauenstudios ist die Kinderbetreuung ein absolutes Muss, in gemischten Studios wird das kollektive Babysitting immer häufiger angeboten. Beim Blick auf die Kinderbetreuung sollten Sie beachten, wie häufig dieser Service offeriert wird und wie großzügig der Kinderraum gestaltet ist. Oftmals ist die Kinderbetreuung kostenlos, manches Mal wird ein zusätzlicher Betrag verlangt. Die Gegebenheiten vor Ort können vor allem für Frauen bedeutsam sein. Prüfen Sie, ob die vorhandenen Parkplätze gut beleuchtet sind, ob es dunkle Ecken gibt, die Ihnen abends vielleicht unangenehm sein könnten. Auch die Parkplatzsituation ist relevant. Wer will sich nach einem anstrengenden Arbeitstag noch einer stressigen Parkplatzsuche unterziehen? Wer mit öffentlichen Verkehrsmitteln unterwegs ist, wird sich für die Verkehrsanbindung interessieren.

Ehe Sie sich schließlich für ein Fitness-Studio entscheiden, studieren Sie den bevorstehenden Vertrag gründlich. Lassen Sie sich erklären, was Ihnen unverständlich erscheint. Wer sicher ist, dass er langfristig planen möchte, kann mit einer langen Laufzeit ein Schnäppchen machen, da die Preise meist deutlich günstiger sind. Vielleicht lässt sich der Vertrag später auf ein Familienmitglied überschreiben. Oft sind die Details der Mitgliedschaft reine Verhandlungssache. Wenn Sie sich dann doch irgendwann von Ihrer Trainingsstätte wieder trennen möchten, beachten Sie die Kündigungsfristen. Wer seine Frist versäumt, muss weiterhin bezahlen. Die Kündigungsfrist – so empfiehlt es der DSSV – sollte nicht mehr als drei Monate betragen. Außerordentlich kündbar ist der Vertrag bei Erkrankung, wenn ein ärztliches Attest vorgelegt wird, bei Schwangerschaft oder bei Umzug in eine andere weit entfernte Stadt. Prüfen Sie die Fitness-Studios Ihrer Wahl also nach den Gesichtspunkten, die für Sie bedeutend sind. Kein Studio ist perfekt, überlegen Sie sich deshalb, wo Sie bereit sind Abstriche zu machen. Und: Denken Sie vor Ihren „Tests“ darüber nach, was Sie von Ihrem künftigen Fitness-Studio erwarten. Wer weiß, was er will, entscheidet sich einfach leichter.

Trainingsplanung im guten Fitness-Studio

Nun haben Sie ein Fitness-Studio ausgesucht, das Ihren Ansprüchen genügen könnte und vereinbaren zunächst einen Termin für ein Probetraining. Klären Sie dazu vorab erst einmal für sich, welche Erwartungen Sie mit dem künftigen Training verknüpfen. Im ersten Beratungsgespräch und dem vorläufigen Trainingsplan geht es nämlich ganz allein um Ihre Bedürfnisse. Überlegen oder klären Sie vorher mit Ihrem Arzt, ob bei Ihnen gesundheitliche Einschränkungen bestehen oder ob Sie voll belastbar sind. Machen Sie sich Gedanken über Ihr Trainingsziel: Wollen Sie abnehmen, Muskulatur aufbauen oder einfach – für Ihre weitere Gesundheit – eine allgemeine Fitness erlangen? Diese Fragen sollten Sie auch Ihrem Trainer beantworten können, damit ermöglichen Sie ihm eine gezielte Trainingssteuerung.

Zur Standortbestimmung Ihres aktuellen Fitness-Status steht zu Trainingsbeginn ein Eingangstest. Dabei sollte auch Ihre Zielsetzung berücksichtigt werden. Zwar kann ein Freizeitsportler in einem Fitness-Studio keine umfassende Leistungsdiagnostik erwarten, so wie sie Leistungssportler in Leistungszentren bekommen (zum Beispiel an den sogenannten Olympiastützpunkten). Dennoch zeichnen sich gute Fitness-Studios dadurch aus, dass sie Tests anbieten, mit denen die Leistungsfähigkeit bzw. körperliche Defizite der Mitglieder und potentiellen Interessenten herausgearbeitet werden können. Infrage kommen dafür beispielsweise Ausdauertests, wie der Conconi-Test, benannt nach dem italienischen Biochemiker Francesco Conconi. Beim Conconi-Test ist der Sportler im Fitness-Studio üblicherweise auf einem Fahrradergometer oder auf einem Laufband einer stufenweise ansteigenden Belastung ausgesetzt. Bei jeder Steigerungsstufe, wird der Puls gemessen und geprüft, inwiefern der Aktive fähig ist, die vorgegebene Intensität zu halten. Anhand der Herzfrequenz bei einer bestimmten Belastungsposition zieht der Trainer Rückschlüsse auf die Ausdauerleistungsfähigkeit des Sportlers. Des Weiteren gehören Dehnungs- und Anspannungstests für die Muskulatur zur Analyse des Trainingszustandes. Aus diesen Tests lassen sich dann maßgeschneiderte individuelle Programme ableiten.

Derartige Tests sind für Fitness-Sportler dann sinnvoll, wenn sie sich entweder klare Leistungsziele setzen oder spezielle gesundheitliche Ziele erreichen wollen. Ein Leistungsziel wäre beispielsweise, die Grundlagenausdauer zu verbessern, mitunter auch, um die Basis für eine spätere Teilnahme an einem Wettkampf zu schaffen. Ein gesundheitliches Ziel könnte sein, so zu trainieren, dass Sie Rückenschmerzen vorbeugen oder entgegenwirken. Wenn Sie in erster Linie figurformende Trainingsziele haben, sind Tests weniger wichtig. Hier sind vielmehr die Erfahrung und die Kompetenz des Trainers gefragt, die er durch seine Ausbildung mitbringen muss. Auf jeden Fall ist es sinnvoll – je nach Trainingshäufigkeit – nach circa sechs bis acht Wochen den Test zu wiederholen und die Trainingspläne zu erneuern.

Ihr künftiges Fitness-Studio bietet sicherlich viele verschiedene Kurse an. Das sind Kurse, die ein Herz-Kreislauf-Training bieten, wie zum Beispiel Step-Aerobic oder Einheiten, die sich mit einzelnen Muskelgruppen beschäftigen. Im Gerätebereich des Studios treffen Sie auf Ausdauergeräte wie den Stepper, Fahrräder, Crosstrainer oder das Laufband. Die restliche Ausstattung widmet sich der Muskelpflege: dem Krafttraining, mit dem Sie Muskulatur aufbauen können oder mit dem sie die lokale Muskelausdauer entwickeln. Es stehen viele Möglichkeiten bereit, um Ihren Körper zu stählen: Wer Rücken-, Kniebeschwerden oder andere gesundheitliche Einschränkungen hat, wird versuchen diese durch ein entsprechendes Programm zu beheben. Der Plan richtet sich dann nach der individuellen Belastbarkeit der betroffenen Körperstellen. Oft geht es darum, Gelenke durch ein Muskelaufbautraining besser zu stabilisieren.

Leistungssportler trainieren sportartspezifisch, das heißt Sie versuchen sich durch ein gezieltes Training, ausschließlich für ihre Sportart fit zu machen. Je nach Wettkampfphase setzt der Trainingsplan unterschiedliche Schwerpunkte. Auch ambitionierte Freizeitsportler können sich so auf Wettbewerbe vorbereiten. Wer sich den Sport indes als körperlichen und geistigen Ausgleich zum Alltag gönnt, ist frei von solchen Vorgaben und kann sich seine Trainingsmethoden aussuchen. Dennoch, trotz der unterschiedlichen Schwerpunkte, haben alle Bereiche etwas gemeinsam: der Körper stellt eine funktionelle Einheit dar und entwickelt sich am besten, wenn Sie ihn in seiner Gesamtheit trainieren. Ein reines Oberkörper-, Bauch-, Beine-, Po- oder ein Rückentraining ist einseitig und kann langfristig eher neue Probleme mit sich bringen.

Sie werden sehr schnell merken, ob Ihr Ansprechpartner im Studio ein Standardprogramm abspult oder ob er sich tatsächlich mit Ihnen beschäftigt. Ein qualifizierter Trainer entscheidet anhand der geäußerten Wünsche und Probleme, wie der erste, vorläufige Trainingsplan aussieht. Ein guter Plan für den Trainingseinstieg an Fitnessgeräten umfasst das Aufwärmen, höchstens sechs verschiedene Kraftgeräte, Dehnungsübungen und ein Ausdauertraining. Zu einem zweiten Termin stimmt der Trainer mit Ihnen dann weitere Aspekte des Trainings ab, das können mitunter die Dehnungsübungen sein, die am ersten Tag noch nicht integriert wurden. Es ist sinnvoll die Inhalte des neuen Plans auf zwei Termine aufzuteilen, weil es anfangs sehr viele Informationen sind, die rund um das Training aufgenommen werden.

Bei zweimaligem Training pro Woche lassen Sie nach circa acht Wochen den Fitnessplan an den verbesserten Trainingszustand anpassen und gegebenenfalls erweitern. Vor Ablauf dieser Frist werden Sie spüren, dass bereits koordinative Anpassungsprozesse stattgefunden haben. Die Bewegungen fallen leichter, denn bisher ungenutzte Muskelfasern wurden aktiviert und arbeiten wieder mit. Sie können dadurch in den ersten zwei bis vier Wochen bereits moderate Steigerungen der Gewichte vornehmen, um Ihren Trainingsplan auch eigenverantwortlich auf Ihre persönlichen Belange abzustimmen. Selbstverständlich gehen Sie dabei vorsichtig vor. Wenn Sie Ihr Trainingsprogramm erweitern und neue Geräte aufnehmen wollen, sprechen Sie immer mit Ihrem Trainer. Beim Abgucken oder einfachem Ausprobieren besteht durchaus ein Verletzungsrisiko.

Das richtige Training beginnt immer mit einem „Warm-up". Der Fitnesseinsteiger begibt sich dafür vorzugsweise auf das Fahrrad. Diesen Bewegungsablauf kennen die meisten Menschen und er lässt sich somit auch gut koordinieren. Insgesamt verbringen Sie beim Aufwärmen zehn Minuten auf dem Fahrradergometer, bei einer Intensität, die Sie leicht ins Schwitzen bringt. Der Widerstand sollte so gewählt sein, dass er zwar spürbar ist, aber nicht überfordert. Die anschließenden Kraftgeräte wählt Ihr Trainer anhand des Vorgespräches aus und nimmt sie in Ihr Trainingsprogramm auf.

Es ist empfehlenswert, mit dem Kräftigen der Rumpfmuskeln zu beginnen, also dem Bauch und dem Rückenstrecker. So erreichen Sie, dass sich die Grundspannung in der Rumpfmuskulatur erhöht. So können Sie Fehlhaltungen, wie dem „Hohlkreuz", ein wenig entgegenwirken. Neben dem Training für den Rückenstrecker, gehört noch eine weitere Rückenübung in jedes Grundprogramm. Denn: Erfahrungsgemäß sind die Bauch- und Rückenmuskeln bei den meisten Menschen abgeschwächt. Das weitere Vorgehen hängt nun davon ab, welche Trainingsschwerpunkte Sie setzen möchten. Bedenken Sie außerdem: Wenn ein Muskel (als sogenannter Agonist) trainiert wird, ist es immer sinnvoll danach seinen Gegenspieler (Antagonist) zu belasten. Der Grund: Jeder Muskel wird auch von dem Trainings- und/oder Spannungszustand des Muskels mit beeinflusst, der die entgegengesetzte Bewegung ausübt – meist ist das der gegenüberliegende Muskel. Konkret heißt das: Wer beispielsweise die Beinbeugemuskulatur der Oberschenkelrückseite (Agonist) kräftigt, sollte im Anschluss den Beinstrecker der Oberschenkelvorderseite (Antagonist) trainieren.

Ungleichmäßig ausgebildete Muskelgruppen können indes gesundheitliche Beschwerden verursachen oder dazu beitragen.

Zum Kennenlernen der Sportgeräte wählt der Trainer für ihren künftigen Fitnessplan Gewichte, die Sie gut bewältigen können und die auf die Wiederholungszahlen abgestimmt sind. Bei einem Kraftausdauertraining wiederholen Sie eine Übung etwa 25 Mal. Entsprechend leicht muss das Gewicht zunächst gewählt sein. Vor allem dann, wenn Sie bei den späteren Trainingseinheiten mindestens drei Serien nacheinander schaffen möchten oder einen Zirkel mit drei Runden absolvieren wollen. Ein Kraftausdauertraining bietet für Anfänger den idealen Einstieg in die Welt des Sports. Sie müssen sich hinterher nicht mit Muskelkater quälen und fühlen sich ausgeglichen und angenehm beschwingt. Werden Sie misstrauisch, wenn Sie ein Trainer im Probetraining herausfordern will und eher überfordert. Es darf nicht das Ziel sein, dass Sie aus dem Studio kriechen, um Ihre körperlichen Grenzen zu spüren.

Mit der Zeit, wenn Sie sich an die neuen Bewegungsabläufe gewöhnt haben, steigern Sie natürlich die Gewichte. Aber denken Sie daran, dass Sie Ihre Vorgaben (Wiederholungszahlen, Serien/Runden) weiterhin noch erfüllen können. Wer später ein Muskelaufbautraining machen möchte, legt mit dem Kraftausdauertraining Grundlagen. Für das Muskelaufbautraining stellen Sie den Plan auf höhere Gewichte um. Bei acht bis zwölf Wiederholungen und mindestens drei Serien oder Runden, sind nun die Gewichtsscheiben zu bewegen. Diese Trainingsform eignet sich nicht als Einstiegsprogramm. Häufig werden die Gewichte zu hoch gewählt, so dass daraus Muskelkater oder sogar größere Muskelverletzungen resultieren. Insbesondere dann, wenn die Aufwärmarbeit ungenügend war. Ein sehr interessanter Aspekt am Muskelaufbautraining ist, dass Sie damit Ihren Grundumsatz erhöhen. Der Grundumsatz ist Ihr Energieverbrauch in absoluter Ruhe. Wer seine Muskelzellen durch das entsprechende Training stärkt, weckt deren Energiebedarf.

Das Probetraining dient dazu einen Einblick in das künftige Trainingsprogramm zu erlangen und Geräte kennenzulernen. Außerdem verschaffen Sie sich einen Überblick darüber welche Mittel Sie nutzen, um Ihr Wohlbefinden demnächst zu verbessern. Deshalb absolvieren Sie normalerweise kein komplettes Training mit drei Runden oder Serien am Gerät, sondern nur eine Übungsrunde. Generell aber sollten jedem Krafttraining mindestens drei Runden/Serien zu Grunde liegen. Wenn Sie die Zeit dazu haben, intensivieren Sie Ihr Training, indem Sie auf fünf Runden steigern. Wer das schafft, könnte aber genauso die Gewichte erhöhen und damit drei Serien oder Runden drehen. Wer gänzlich untrainiert ist und glaubt beim Durchhalten bereits über drei Serien oder Runden Probleme zu bekommen, reguliert seinen Plan, indem er die Gewichte anpasst und diese entsprechend reduziert.

Ein Gerätetraining lässt sich immer mit einem Ausdauertraining oder verschiedenen Kursangeboten kombinieren. Je nachdem wie viel Zeit Ihnen für Sport bleibt, variieren Sie Ihren Trainingsplan. Wenn Sie keine Lust haben, über einen längeren Zeitraum auf dem Stepper zu schwitzen, und mit zunehmender Übung dabei sogar Zeitung lesen oder sich während des Trainings auf dem Laufband im Spiegel betrachten können, dann nutzen Sie die Kursangebote. Erkundigen Sie sich welche Kurse das Studio als Ausdauereinheit anbietet und entscheiden Sie, welcher Kurs zu Ihnen passt.

Trainingssteuerung – wann Ausdauer, wann Kraft?

Es ist möglich, das Kraft- und Ausdauertraining abwechselnd an verschiedenen Tagen oder auch am gleichen Tag zu absolvieren. Für Leistungssportler ist ein kombiniertes Kraft- und Ausdauertraining an einem Tag aus wissenschaftlicher Sicht nie so effektiv wie ein selektives Training. In deren Trainingseinheiten geht es schließlich oft um sehr intensive Belastungen. Dafür benötigen sie die entsprechende Regeneration, um den körperlichen Aufbauprozess nicht zu gefährden. Eine weitere intensive Trainingseinheit am selben Tag wäre nicht zielführend. Beim Fitness-Sportler, mit seinen komplexen Zielen und der angestrebten allgemeinen Fitness, sind die hohen Intensitäten nicht so entscheidend. Deshalb ist es durchaus zuträglich, auch direkt nacheinander zwei verschiedene Trainingseinheiten zu absolvieren – sofern Sie die Zeit dazu haben. Dann ist es aber wichtig, die richtige Reihenfolge einzuhalten: Eine Ausdauerleistung sollte immer nach dem Gerätetraining ablaufen. Der Grund dafür ist, dass beim Herz-Kreislauf-Training das zentrale Nervensystem stark ermüdet. Die Konzentration lässt nach und das koordinative Zusammenspiel der Muskelgruppen untereinander verschlechtert sich. Deshalb ist es schwieriger, Fehlhaltungen am Kraftgerät zu bemerken und auszugleichen. Wenn Sie also beide Trainingsformen an einem Tag relativ zeitnah nacheinander kombinieren möchten, beginnen Sie mit dem Gerätetraining und schließen mit dem Ausdauertraining ab.

Wenn Sie Ihren Tag mit zwei Einheiten anders organisieren wollen und können, sollten zwischen den beiden Einheiten mehrere Stunden Pause liegen. Zu empfehlen ist dann, mit der Methode aufzuhören, deren Trainingseffekte aktuell im Vordergrund stehen. Wenn Sie also das Ausdauertraining zwar gerne als Ausgleich nutzen, Ihnen aber Ihr Muskelaufbau noch viel wichtiger ist, dann schließen Sie Ihren Tag mit dem Krafttraining ab. Somit wäre das für Ihren Körper der letzte zentrale Trainingsreiz des Tages. Während Sie nach dem Training zur Ruhe kommen, arbeitet Ihr Organismus an den Zellen weiter, die zuvor beansprucht wurden und baut die erforderlichen und gewünschten Muskelstrukturen auf. Konkret könnte das so aussehen:

Nach einem kleinen kohlehydratreichen und leichtverdaulichen Imbiss, beginnen Sie mit einer morgendlichen Laufeinheit. Anschließend nehmen Sie ein ordentliches Frühstück zu sich, um sich nun mit klarem Kopf beschwingt in die Arbeit zu stürzen. Am Abend wäre die Zeit dann wieder reif für ein Gerätetraining mit anschließender Erholung in der Sauna oder in der heimischen Badewanne. Ist das nicht eine angenehme Vorstellung? Also, dann starten Sie durch, denn die Vitalität, die Sie durch Sport erreichen, überträgt sich immer auch auf Ihren Alltag.

Die Bedeutung von Muskelketten

Und wer jetzt noch wissen will, weshalb das ganzheitliche Muskeltraining so wichtig ist, verschafft sich hier den entscheidenden Überblick (nähere Infos zur Muskulatur und der Beschaffenheit von Muskeln finden Sie im Kapitel „M wie Muskulatur und Muskelkater“):

Beim Gehen, Stehen oder Springen eines Menschen sind viele Muskelgruppen des Körpers beteiligt. Jeder Muskel erfüllt in unterschiedlichen Bewegungsphasen differenzierte Aufgaben. Während der eine Muskel dynamisch arbeitet und Kräfte überwindet, muss ein anderer Muskel Gelenke stabilisieren oder bei der Bewegung unterstützend wirken. So agieren die jeweiligen Muskeln entweder als Agonisten und Antagonisten (Spieler und Gegenspieler) oder als Synergisten (mitwirkende und unterstützende Muskelgruppen). Der Körper bewegt sich also in bestimmten Bewegungsmustern und aktiviert dabei Muskelketten. Dies resultiert wiederum aus den Steuerungsvorgängen im Gehirn. Dort wird nur an Komplexbewegungen „gedacht“, nicht an einzelne Muskelaktionen. Mit den Komplexbewegungen sind Bewegungskombinationen gemeint, in denen bestimmte Muskelgruppen in ihrer vollen Funktion aktiviert werden, zum Beispiel beim Gehen, Springen oder Laufen.

Wenn einzelne Muskeln in einer solchen Muskelkette abgeschwächt sind, wirkt sich dies ungünstig auf die Gesamtbewegung aus. Wenn genau bekannt ist, welcher Muskel zu schwach ausgeprägt ist, ist ein zusätzliches isoliertes Training für diesen Muskel sinnvoll und erforderlich. Im Allgemeinen sollte jedoch das Ganzkörpertraining vorrangig sein sowie, bei Bedarf, das praxisnahe Üben – das hieße dann beim Training ähnliche Bewegungen auszuführen, wie sie später auch bei der sportlichen Aktivität abgerufen werden. So steht für die Sportwissenschaft fest, dass sich ausgewählte Kraftübungen nach den

Muskelketten richten sollten, für die sie bei den anderen sportlichen Aktivitäten gebraucht werden.

Dies lässt sich auch auf alltägliche Belastungen übertragen. Wer immer wieder Beschwerden beim Bücken oder schwerem Tragen hat, kann seine Muskelketten auch dafür im Fitness-Studio trainieren. Bei der Auswahl von Trainingsübungen ist deshalb zu berücksichtigen, ob man für eine Sportart oder bestimmte Alltagsbewegungen trainieren möchte. Dann überlegen Sie sich mit Ihrem Trainer, welche Übungen den späteren Abläufen ähnlich sind. In jedem Fall sind es Bewegungen, bei denen Sie mehrere Gelenke durch Ihre Muskelaktivität arbeiten lassen. Somit ist eine gezielte Leistungsverbesserung oder eine sinnvolle Vorbereitung auf die täglichen motorischen Erfordernisse gewährleistet. Wer im Alltag eher zu wenig Bewegung hat, bekommt außerdem die Chance, seinen ganzen Körper zu spüren.

G wie Ganzkörpertraining

Mobiles Fitness-Studio für unterwegs

Sie sind oft auf Reisen und können Ihr Training nicht so kontinuierlich organisieren, wie Sie es sich wünschen würden? Sie ärgern sich darüber, dass Sie auf Geschäftsreisen viel zu viel sitzen müssen? Sie haben das Gefühl, dass Sie kaum eine Chance haben Haupt- und Zwischenmahlzeiten abzuarbeiten, sodass eine Geschäftsreise locker ein bis zwei Kilogramm Gewichtszunahme mit sich bringt? Jeder, der regelmäßig zu Tagungen oder Meetings unterwegs ist, kennt diese Probleme und weiß auch, wie man sich nach solchen Sitzmarathons fühlt. Um solche Effekte von Geschäftsreisen zu verhindern, gibt es verschiedene Lösungsansätze: Für alle Fälle nehmen Sie sich immer ein Gummiband (Theraband) als Trainingsgerät mit, damit können Sie unsere hiesigen Trainingsempfehlungen jederzeit umsetzen – insbesondere, wenn Sie länger unterwegs sind und ein Hotelzimmer beziehen. Dann nutzen Sie Ihr Zimmer als Ihren ganz persönlichen Fitnessraum und probieren unsere Übungen aus. Damit machen Sie sich gleichzeitig unabhängig von den Fitnessräumen in den Tagungshotels. (Wie genau das gehen kann und was es bei den Gummibändern zu beachten gibt, entnehmen Sie dem noch folgenden Unterkapitel „Einstieg in die Praxis".)

Trotzdem schadet es nicht, sich vorab zu informieren, ob das Hotel, das Sie beziehen, einen Fitnessraum mit Kraft- und/oder Ausdauergeräten hat. So haben Sie gegebenenfalls die Wahl, was und wie Sie trainieren möchten oder ob Sie Ihr Programm mischen wollen. Gibt es keine Inhouse-Trainingsvariante, fragen Sie außerdem vor Ihrer Reise nach, ob es in der Nähe einen Laufweg gibt, auf dem Sie sich für Ihre Meetings fitlaufen oder Sie sich Ihre Anspannung von der Seele rennen können. Wenn Sie in dem einen oder anderen Fall einen Treffer landen, prima. Sollten sich die Trainingsmöglichkeiten vor Ort nicht so gestalten, wie Sie es ursprünglich erwartet hatten, oder sollte in Ihrem Gepäck ohnehin kein Platz für Turnschuhe sein, wird Sie Ihr Gummiband ganz bestimmt retten: es ist mit und ohne Sportkleidung einsetzbar, hat kein Gewicht und ist bei Sicherheitskontrollen stets unproblematisch.

Prüfen Sie zudem Ihren Zeitplan und planen Ihre Trainingseinheiten ebenfalls vorab gezielt und konsequent ein. Idealerweise starten Sie mit einer morgendlichen Ausdauereinheit. Abends absolvieren Sie unser Ganzkörpertraining oder besuchen das Fitness-Studio, und schließen, sofern vorhanden, mit einem Besuch in der Sauna ab. Falls Ihr Hotel keine Laufwege und auch keine Ausdauer- und/oder Fitnessgeräte zur Verfügung hat, ist es durchaus sinnvoll, die Übungen, die wir für Sie in diesem Kapitel zusammengetragen haben, sowohl morgens als auch abends einzubauen.

Hinderungsgründe gibt es viele

Wie Sie bestimmt aus eigener Erfahrung wissen, gibt es viele Gründe, die ein kontinuierliches Fitnesstraining verhindern können. Dazu gehören vor allem externe Einflüsse, die es Ihnen erschweren, die eigenen Trainingspläne umzusetzen. Gerade auf Geschäftsreisen kommen einem gerne unerwartete Terminverschiebungen, veränderte oder lange Reisezeiten und vor allem Kollegen oder Projektpartner mit ihren Kommunikationsbedürfnissen in die Quere. So bieten beispielsweise vereinbarte gemeinsame Mahlzeiten oder anschließende abendliche Aktivitäten, Gelegenheiten zum Netzwerken und sind ein wichtiges Beiprogramm vieler Geschäftsreisen. Oft ist es kaum möglich, und auch nicht wirklich ratsam, sich hier zu entziehen. Den Job und den Sport auf Reisen verlässlich zu planen, fordert Ihr Organisationstalent und Ihre Disziplin deshalb besonders heraus.

Was Sie grundsätzlich tun können, um die Reisezeit so bewegt wie möglich zu gestalten, ist dennoch ganz einfach: Nutzen Sie jede Bewegungschance, die sich Ihnen bietet! Wenn es Ihr Gepäck zulässt, gehen Sie immer die Treppen zu Fuß hoch. Nehmen Sie gleich zwei Stufen auf einmal, um Ihre Muskulatur zu fordern. Setzen Sie dabei Ihre Fußmuskulatur aktiv ein. Sie können hören und spüren, ob Ihnen das gelingt: Bei mangelnder Muskelspannung rutschen Sie mit der Schuhsohle auf der Stufe nach vorne. Das ist Ihr Hinweis auf schlecht kontrollierten oder zu geringen Muskeleinsatz. Spätestens jetzt ist auch der richtige Zeitpunkt gekommen, um Ihren digitalen Helfer einzusetzen. Der Schrittzähler auf dem Smartphone oder am Fitnessarmband soll Sie dazu auffordern, keinen Weg zu scheuen. Verzichten Sie generell auf Mitfahrgelegenheiten in Aufzug oder Rolltreppe. Sofern Sie mehr als ein Gepäckstück tragen müssen, verteilen Sie Ihre Lasten gleichmäßig, wenn Sie nur ein Gepäckstück haben, wechseln Sie die Trageseiten regelmäßig. Ist Ihr Gepäck allerdings sehr schwer und Sie müssten sich verbiegen, um es selbst zu tragen, nutzen Sie die Rollen am Fuß des Koffers oder organisieren Sie sich einen Gepäckwagen. Es bringt Ihnen nichts, wenn sich die Muskulatur beim Tragen zu schwerer Lasten verspannt. Außerdem: Falls Sie sich wieder einmal neue Gepäckstücke kaufen wollen, schauen Sie immer auch auf die Funktionalität, was die Trageeigenschaften der Aktentaschen, Koffer oder Trollies angeht. Lassen Sie sich dazu im Fachgeschäft beraten.

Reisezeit ist auch stets Wartezeit. Wartezeiten sind wiederum ideale Gelegenheiten für Dehnungsübungen oder für bewusstes Anspannen einzelner Muskelgruppen ohne große Bewegungsamplitude: Im Sitzen oder Stehen den Gesäßmuskel und/oder die Bauchmuskeln anspannen, gleichzeitig die Fersen anheben und, während der Fußballen und die Zehen dabei den Bodenkontakt beibehalten, abwechselnd die Ferse zum Boden schieben. Außerdem: Schulterkreisen oder Schultern hochziehen und wieder gezielt nach unten schieben, das geht auch immer. Richten Sie sich außerdem immer wieder aktiv auf, schieben Sie das Brustbein vor und ziehen Sie die Schulterblätter zusammen, kurzum: Zeigen Sie Haltung! Seien Sie kreativ, was Ihre Mikrobewegungen angeht. Spüren Sie in sich hinein und bewegen Sie speziell dort, wo es gerade zwickt.

Schauen Sie sich bereits vor der Reise Ihren Tagesablauf am Ankunftsort mit Blick auf Ihre Trainings- und Bewegungsmöglichkeiten genau an. Insbesondere wenn Sie mehrere Tage unterwegs sind und Kollegen oder Geschäftspartner treffen. Erfahrungsgemäß, gibt es immer einen gewissen Spielraum, sich anders zu verhalten, als es der Mainstream vorsieht und manchmal bietet es sich auch an, neue Impulse zu setzen, die von anderen Teilnehmern gerne aufgenommen werden. Und, wenn Sie die Chance haben Tagungsprogramme mitzugestalten, nutzen Sie dies. Seien Sie kreativ und regen Sie an, Fitness- oder Bewegungszeit in Form von Spaziergängen fürs Social Networking einzuplanen. Wenn es nicht möglich ist, Abläufe zu beeinflussen, prüfen Sie bei mehrtägigen Reisen folgende Punkte:

Wann beginnt das Frühstück? Meist ist es durchaus möglich vorher eine Trainingseinheit zu absolvieren. Wie großzügig fällt die Mittagspause aus? Eventuell bleibt Zeit für einen Spaziergang oder für eine Ruhepause, die Sie mit einer Entspannungsmethode zur Regenration nutzen können. Wie viel Zeit ist für kleine Pausen angedacht? Wofür und wie könnten Sie diese nutzen? Ein paar Treppen zu steigen, um Stresshormone aktiv abzubauen ist in solchen Pausen leicht möglich. Aber auch Dehnungsübungen helfen zu entspannen und sich körperlich und geistig zu lockern. Welcher Zeitrahmen ist für Abendessen und Abendprogramm vorgesehen? Und, bei welchen Aktivitäten müssen oder wollen Sie unbedingt dabei sein? Überlegen Sie, wobei Sie von Anfang dabei sein wollen und bei welchen Treffen Sie später dazu stoßen könnten? Manchmal kann das verspätete Eintreffen auch vorteilhaft sein. Es verschafft Ihnen jedenfalls Aufmerksamkeit. Wenn Sie dann erzählen, dass Sie Ihre Sporteinheit absolviert haben, motivieren Sie vielleicht andere dazu, Ihrem Beispiel zu folgen – ganz nebenbei erhaschen Sie bestimmt auch noch etwas Bewunderung dafür, dass Sie so diszipliniert sind und Ihr Sportprogramm auch unterwegs durchziehen. Das schaffen Sie im Übrigen auch dann, wenn ihr Hotel gar kein Fitnessangebot bereithält, denn für diesen Fall rüsten wir Sie mit einem speziellen Trainingsprogramm für unterwegs aus. Das Programm enthält Übungen, die Sie natürlich auch zu Hause in Ihr Standardprogramm einbauen oder im Urlaub einsetzen können.

Die Ziele Ihres Ganzkörperprogramms

Dieses Trainingsprogramm für unterwegs und für zu Hause hat verschiedene Zielsetzungen: Zunächst ist es ein generelles Fitnessprogramm für die Muskulatur. Die Übungen eignen sich als Ausgleichsübungen zur einseitigen Belastung im beruflichen Alltag. Es sind darin alle wichtigen Bewegungs- und Stabilisationsmuskeln des Körpers einbezogen, sodass Sie mit diesem Programm überdies umfassende und breite Trainingseffekte erzeugen können:

- Sie erhöhen damit Ihre allgemeine Belastungstoleranz und legen eine gute muskuläre Basis für alle Sportarten.
- Das Programm schont die Wirbelsäule und die Gelenke, wirkt für diese Regionen aber zugleich stabilisierend.
- Es eignet sich auch als Präventivprogramm oder zur Nachsorge nach Verletzungen. Wer also mit Rücken- oder Knieschmerzen kämpft oder unter Überlastungssymptomen leidet, zum Beispiel Sehnenansatzbeschwerden, der findet hier das ideale Trainingsprogramm.
- Es basiert auf den Ergebnissen vieler wissenschaftlicher Studien, die zeigen, dass Übungen in der horizontalen und der vertikalen Position verschiedene Funktionsbereiche sehr gut abdecken. Alle Übungen sind dabei von der Grundidee geprägt, Stabilität, Mobilität (Beweglichkeit) und Kraftelemente zu integrieren.

- Alle Übungen verfolgen die Ziele, die Muskeln aktiv anzuspannen, dadurch die Gelenke zu sichern und, durch das bei der Übung angestrebte Bewegungsausmaß, die Mobilität zu fördern.
- Die Auswahl der Übungen gewährleistet automatisch ein Bindegewebs- und Faszientraining. (Die Faszie ist eine direkt am Muskel anliegende Haut, die den Muskel umgibt. Sie besteht aus straffem Bindegewebe. Faszien umhüllen, führen und stützen jeden Muskel in allen Lebenslagen.)

Mobilität geht auch ohne Dehnung

Von einer guten Mobilität sprechen Sportwissenschaftler, wenn es möglich ist, die gewünschte Bewegung gezielt und kontrolliert auszuführen, dabei die Haltung zu bewahren und gleichzeitig eine großzügige Bewegungsamplitude auszuführen. Letzteres gelingt, wenn der Muskel durch die Bewegung in eine Position gebracht wird, die ihn in eine mittlere bis höhere Ausgangslänge bringt – ähnlich, wie Sie es aus der Muskelverlängerung bei passiv-statischen Dehnübungen kennen. Also dann, wenn eine Dehnposition zwischen circa 20 und 60 Sekunden beibehalten wird (siehe Kapitel „D wie Dehnung: Zwei Methoden für jede Gelegenheit“). Auch hier, in den dargestellten Übungen, wird der Muskel darin trainiert, sich zu verlängern, allerdings erreichen Sie dies durch das zunehmend großzügige Bewegungsausmaß bei den dynamisch ausgeführten Übungen. Das regelmäßige Training bewirkt somit, neben dem Kraftzuwachs und der höheren Gelenkmobilität, auch eine bessere Dehnfähigkeit. Passiv-statische Dehnungsübungen sind daher nicht ergänzend integriert und für dieses Programm weder zum

Auf- noch zum Abwärmen notwendig. Sie können mit den dargestellten Übungen einfach loslegen.

Ein modernes stabilitäts- und mobilitätsförderndes Training zeichnet sich dadurch aus, dass in den Übungen häufige Positionswechsel vorkommen. In vielen Übungen verläuft daher die Haltungskontrolle unter ständig veränderten Bedingungen. Damit sind die Muskeln andauernd gefordert und erfüllen dynamische Aufgaben, so wie es ihrer Alltags- und Sportfunktion entspricht. Außerdem sind wichtige Stabilitäts- und Mobilitätsbereiche enthalten: Die horizontalen Übungen haben dabei immer einen Schwerpunkt auf der Rumpf-Becken-Stabilität, die vertikalen Übungen dienen der Ganzkörperstabilität und der komplexen Haltungs- und Bewegungskontrolle.

Zentrales Nervensystem beeinflussen

Das Programm berücksichtigt die moderne Erkenntnis, dass eventuell vorhandene hohe Anspannungen im Muskel darin begründet sind, dass das zentrale Nervensystem (ZNS) die Muskeln fehlerhaft ansteuert. Das ZNS setzt sich aus den Nervenzellen des Gehirns und des Rückenmarks zusammen. Es reagiert mit unterschiedlich hoher Nervenaktivität auf viele verschiedene äußere Reize, denen ein Mensch täglich ausgesetzt ist. Die Reize, die auf das ZNS wirken und die die Nervenaktivität beeinflussen, führen auch dazu, dass das ZNS unterschiedlich starke Impulse an die Muskulatur sendet. Diese Einflüsse führen dazu, dass das ZNS mit seinen Impulsen die Spannung (Tonus) in einem oder mehreren Muskeln beeinflusst und steuert.

Die Art und Weise, wie das ZNS die entsprechende Muskulatur ansteuert, ist für diese nicht immer zuträglich und unterstützt nicht immer die natürliche Funktion des Muskels. Selbst spürt man dies dann beispielsweise in Form von Verspannungen, die zu Rücken- oder Kopfschmerzen führen. Es ist daher hilfreich, das ZNS dahingehend zu beeinflussen, die Muskulatur optimal anzusteuern. Dies gelingt innerhalb des hier dargestellten effektiven Fitnessprogramms, mit zielgerichteten dynamischen Übungen. Dadurch werden sowohl Muskeln mit einem zu geringen Tonus, als auch Muskeln mit einem zu hohen Tonus in ihrer Funktion verbessert.

Ihr Vorteil: Sie müssen nicht mehr aufwendig mit weiteren ergänzenden Trainingsmethoden arbeiten. Wenn zum Beispiel die verspannte Schulter- oder Oberschenkelmuskulatur besser angesteuert wird, verliert sie ihre Überspannung und muss in der Folge auch nicht ständig und umfassend gedehnt werden. Mit dem hier aufgezeigten Übungsprogramm lenken Sie die Impulse in die richtige Richtung und fördern einen angemessenen natürlichen Muskeltonus.

Der Einstieg in die Praxis

Ihr mobiles Fitnessgerät

Für Ihr Training zwischendurch brauchen Sie weder bei der Bahn noch bei der Fluggesellschaft Sportgepäck anzumelden. Nein, das Trainingsgerät, das Sie herausfordert, hat überall Platz. Neben Ihrem Körper ist es das bereits erwähnte Gummiband, auch Theraband genannt. Bei der Auswahl dieses Fitnessgerätes ist nicht der Markenname, sondern vielmehr die Handlichkeit und Grifffestigkeit entscheidend. Natürlich benötigen Sie auch unterschiedliche Bandstärken bzw. Bandlängen. Lassen Sie sich im Fachgeschäft die Angebote zeigen und prüfen Sie, welche Bandstärke für Ihr persönliches Belastungsempfinden ausreicht. Möglicherweise benötigen Sie auch für verschiedene Übungen unterschiedliche Schwierigkeitsstufen. Dann etwa, wenn Ihnen einzelne Übungen für die Arme und Schultern schwerer fallen als andere.

Trainingsmethodische Hinweise

Ihr Übungsprogramm ist ein Ganzkörperfitnessprogramm. Betrachten Sie es als eigenständige und umfassende Trainingseinheit, die komplett durchgeführt werden kann und sollte. Das heißt für Sie: ziehen Sie die Übungen in der Reihenfolge eins bis zehn durch. Gönnen Sie sich nach jeder Übung 30 Sekunden Pause, bevor Sie mit der nachfolgenden Übung beginnen. Wollen Sie allerdings, zum Beispiel wegen aktuell kleinerer Beschwerden im unteren Rücken, Ihren Trainingsschwerpunkt auf Ihre Rumpfstabilität setzen, dienen Ihnen die ersten fünf Übungen. Sie bieten ein Basisprogramm für Rumpf, Becken und Hüfte.

Absolvieren Sie immer eine Übung nach der anderen, d.h., dass alle zehn Übungen einen Durchgang abbilden. Dann beginnen Sie wieder von vorne. Als Anfänger starten Sie dieses Zirkeltraining mit ein bis zwei Runden, als Fortgeschrittener mit drei bis vier. Wenn Sie mehrere Durchgänge schaffen, machen Sie nach jeder Runde drei Minuten Pause.

Worauf es ankommt:

- Bei allen Übungen kommt es zuerst auf die korrekte Haltungs- und Bewegungskontrolle an.
- Als Anfänger machen Sie pro Übung fünf bis zehn Wiederholungen. Im fortgeschrittenen Zustand absolvieren Sie zehn bis 15 Wiederholungen pro Übung
- Die für Sie richtige Anzahl der Übungen erkennen Sie daran, ob Sie die Übung noch exakt ausführen. Sobald Sie realisieren, dass der Bewegungsablauf ungenau wird, haben Sie die für Sie aktuell beste Wiederholungszahl erreicht.
- Behalten Sie bei allen Übungen die Bewegungsqualität im Fokus. Steigerung ist immer dann gewünscht, wenn die aktuellen Wiederholungszahlen mit einer qualitativ sehr gut ausgeführten Übung gekoppelt sind.
- Ungenau wird eine Übung dann, wenn Sie vom vorgegebenen Bewegungsmuster abweichen und/oder in eine andere Haltung ausweichen, z. B. in ein „Hohlkreuz", die Schultern hochziehen oder sich zur Seite neigen.
- Wenn Sie im fortgeschrittenen Zustand die zehn bis 15 Wiederholungen problemlos bewältigen, fahren Sie mit der 2. Stufe der jeweiligen Übungen fort.

Denken Sie bei allen Übungen immer an Folgendes:

- Achten Sie auf die richtige Atmung. Bei der Anspannung atmen Sie aus, bei der Entspannung atmen Sie ein.
- Bewahren Sie bei allen Übungen die Spannung in der Bauch- und Gesäßmuskulatur.
- Wer die Spannung hält, wirkt der übermäßigen Lendenlordose (Hohlkreuz) entgegen und beugt so auch anderen Fehlhaltungen vor.

- Halten Sie sich bei den Übungen im Stand auch in der Brustwirbelsäule aufrecht.
- Denken Sie daran bei den Übungen Ihre Schultern kontrolliert „hängen“ zu lassen. Wer die Schultern zu den Ohren zieht, verkrampft.
- Bei der Ausgangsposition im Stand sollten die Knie immer leicht gebeugt sein.
- Ist während des Trainings ein Spiegel verfügbar, nutzen Sie ihn zur Haltungskorrektur.
- Sie können Ihr Training überall dort ausüben, wo Sie genug Platz haben. Außer einem Handtuch oder einer dünnen Matte brauchen Sie keine besondere Unterlage.
- Übungen, die bei den Abbildungen nur linksseitig oder nur rechtsseitig dargestellt sind, sollen auch auf der jeweils anderen Seite geübt werden.

Gönnen Sie sich, bei aller Motivation für Ihr Training, die nötigen Pausen. Hier spricht man vom „Prinzip der optimalen Relation von Belastung und Erholung“. Anpassungsvorgänge im Muskel sind auch von einer ausreichenden Erholungsphase abhängig, deshalb tut ein Tag Pause nach einer Trainingseinheit, dem Körper meist sehr gut.

1. **Bridging Walk:** Rückenlage, Füße hüftbreit aufstellen, Knie im 90° Winkel beugen, Becken heben, dabei Gesäß aktiv anspannen. (Aber Wirbelsäule nicht überstrecken!)

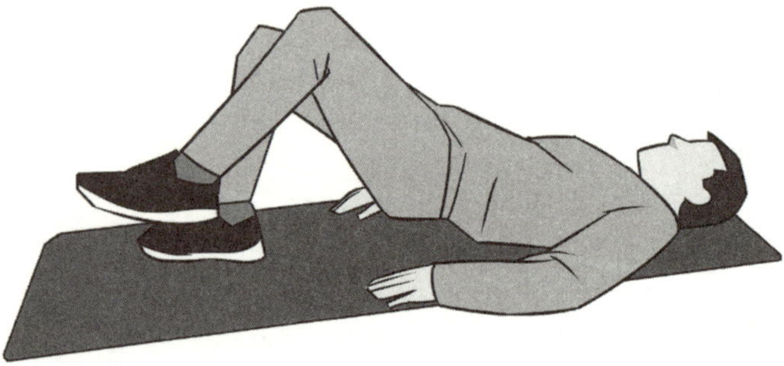

Stufe 1: Beine abwechselnd anheben und wieder senken. Angehobenes Bein in der Endposition je eine Sekunde halten.

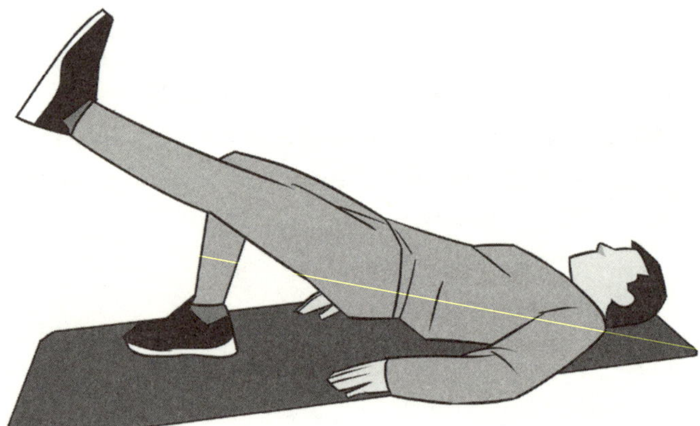

Stufe 2: Dieselbe Ausgangsposition, nach dem Anheben des Beines Knie strecken – Endposition zwei Sekunden halten – dann Seitenwechsel.

2. **Butterfly reverse:** Bauchlage, Ellbogen im 90° Winkel beugen, auf Schulterhöhe bringen. Knie strecken, Füße bleiben am Boden, Zehen aufstellen.

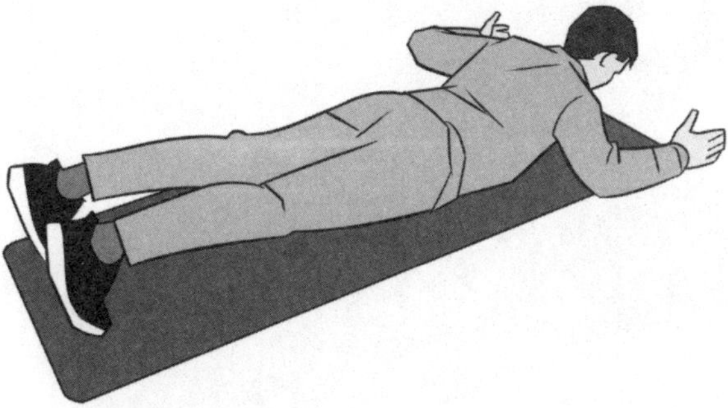

Stufe 1: Arme anheben, Schulterblätter zusammenführen – Endposition zwei Sekunden halten dann wieder absenken.

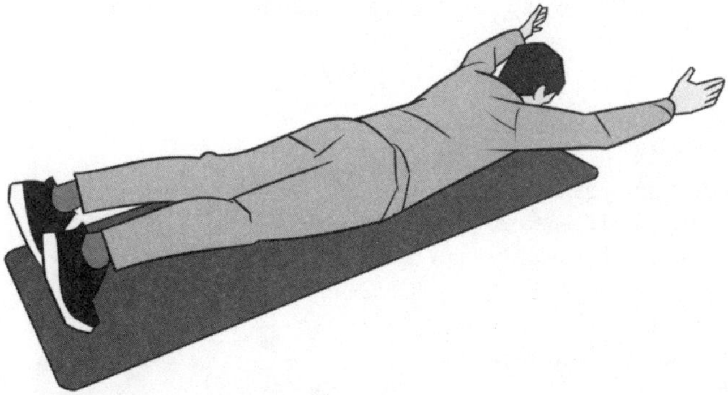

Stufe 2: Dieselbe Ausgangsposition, nach dem Anheben der Arme diese nach vorne führen (bis Ellbogen gestreckt sind). Endposition zwei Sekunden halten, dann wieder zurück in die Ausgangsposition.

3. **Bauch:** Rückenlage, Beine anheben, Hüfte und Knie im 90° Winkel beugen.

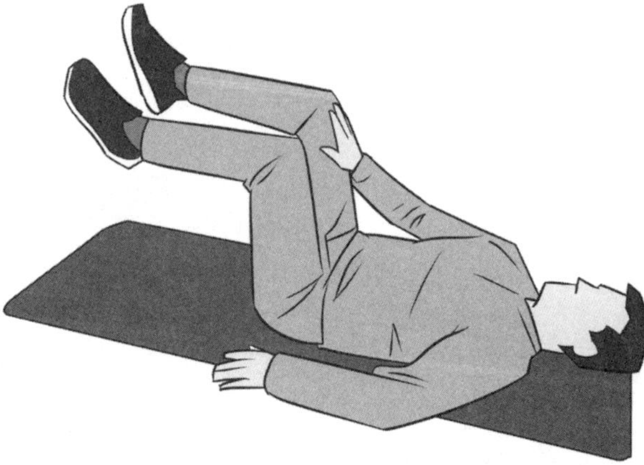

Stufe 1: Mit einer Hand Druck gegen den gleichseitigen Oberschenkel oberhalb des Knies ausüben. Gleichzeitig mit dem Oberschenkel gegen die Hand drücken, den Druck drei Sekunden halten. Abwechselnd rechts und links.

Stufe 2: Dieselbe Ausgangsposition, jetzt den Druck am diagonal gegenüberliegenden Oberschenkel aufbauen und gleichzeitig mit dem Oberschenkel gegen die Hand drücken. Den Druck drei Sekunden halten, abwechselnd rechte und linke Diagonale.

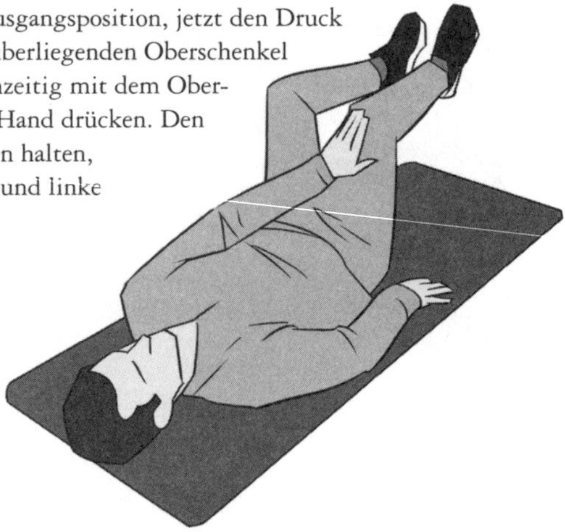

4. **Mountain Climber:** Ausgangsposition ist die klassische, gestreckte Liegestützposition, die Muskeln im Bauch und Gesäß gut anspannen (Rumpfspannung), aber kein Hohlkreuz!

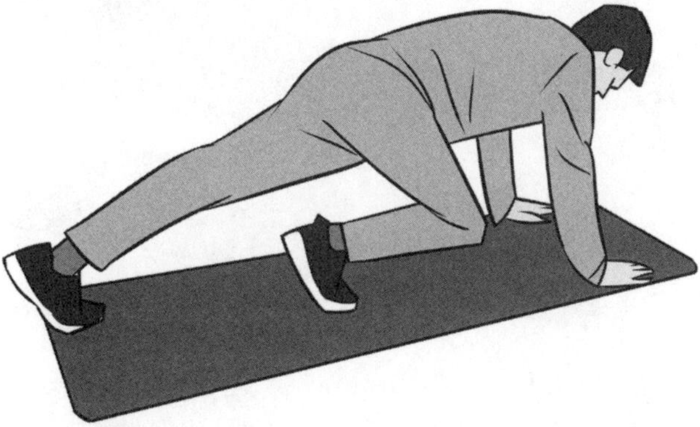

Stufe 1: Die Beine rechts und links abwechselnd, mit einer dynamischen Bewegung (im Sinne eines leichten Sprungs unter abheben des jeweiligen Fußes) in Hüfte und Knie 90°beugen. Jeweilige Endposition eine Sekunde halten.

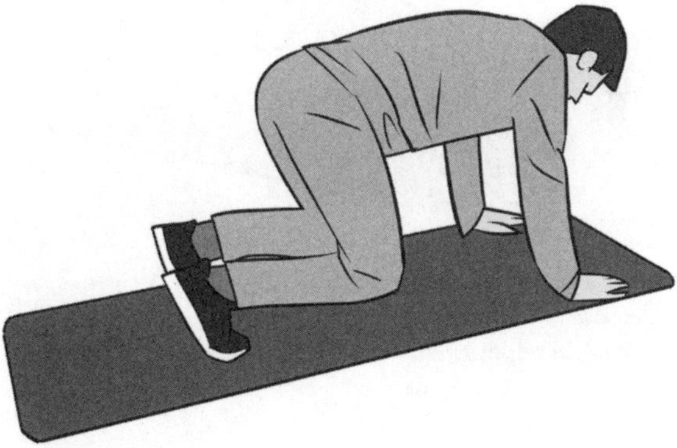

Stufe 2: Ausgangsposition wie oben, gestreckter Liegestütz. Dann beide Beine mit einer dynamischen Bewegung (im Sinne eines leichten Sprungs unter abheben der Füße) in Hüfte und Knie im 90° Winkel beugen. Endposition eine Sekunde halten. Rundrücken in der Endposition vermeiden.

5. **Vierfüßler-Stand:** Ausgangsposition auf allen Vieren, neutraler unterer Rücken (kein Rundrücken, kein Hohlkreuz).

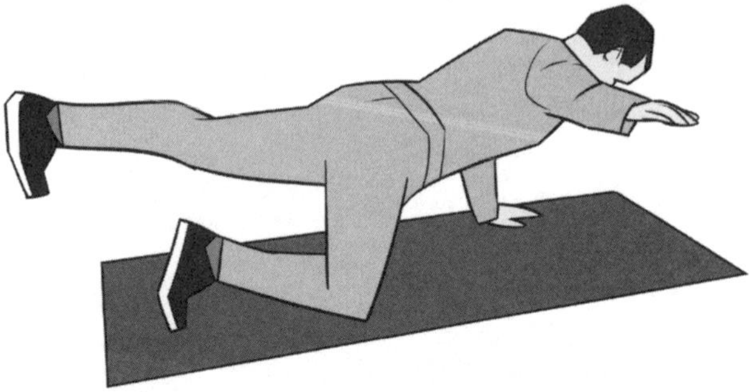

Stufe 1: Ein Bein nach hinten ausstrecken und den gegenseitigen Arm seitlich anheben, Endposition zwei Sekunden halten, darauffolgend die andere Diagonale.

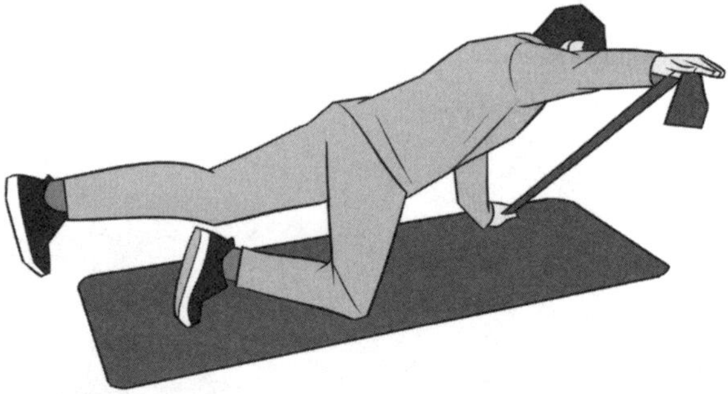

Stufe 2: Mit Thera- bzw. Gummiband in derselben Ausgangsposition, Arm gegen den Widerstand des Therabandes anheben (fixiert von der anderen Hand), Endposition zwei Sekunden halten.

6. **Pallof-Press:** Kniestand hüftbreit auf weicher Unterlage (Matte, Kissen), Gesäß aktiv anspannen, den Körper im rechten Winkel zum fixierten Theraband positionieren. *Achtung:* Vergewissern Sie sich, dass die Halterung, an der Sie das Theraband fixieren, auf jeden Fall so sicher befestigt ist, dass sich die Halterung nicht durch den Zug des Bandes lösen kann! Es besteht sonst erhebliche Verletzungsgefahr!

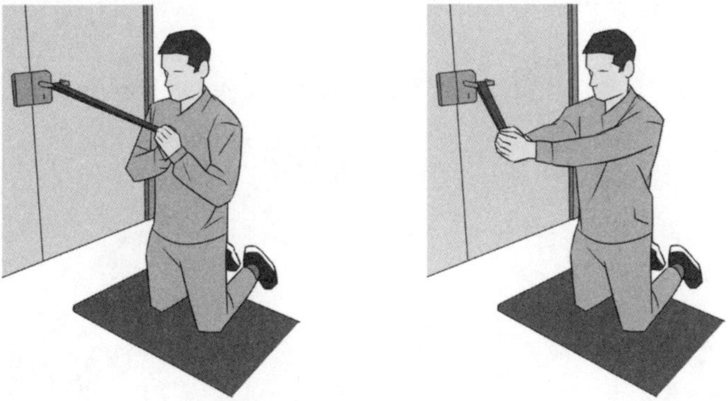

Stufe 1: Theraband greifen und aus gebeugter Armposition Arme strecken und Endposition zwei Sekunden halten

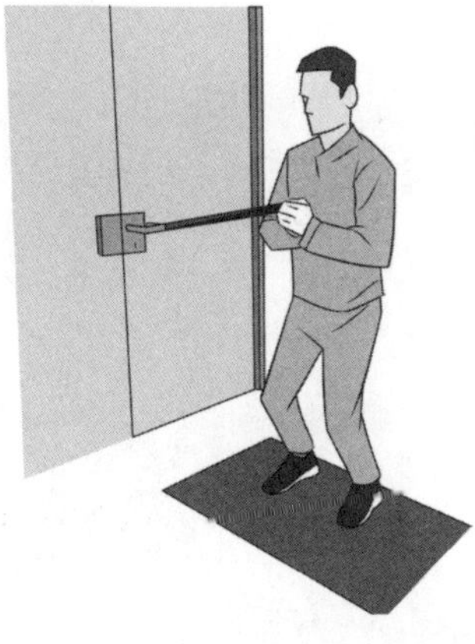

Stufe 2: Im Stehen, Knie hüftbreit mit guter Grundspannung leicht beugen. Theraband greifen und aus gebeugter Armposition Arme strecken (wie zuvor bei der Abbildung im Kniestand). Endposition zwei Sekunden halten.

7. **Kniestand** – Armretroversion gegen Theraband: Kniestand hüftbreit auf weicher Unterlage (Matte, Kissen), Gesäß aktiv anspannen, Rumpfspannung aufbauen, Körper frontal zum fixierten Theraband positionieren. *Achtung:* Vergewissern Sie sich, dass die Halterung, an der Sie das Theraband fixieren, auf jeden Fall so sicher befestigt ist, dass sich die Halterung nicht durch den Zug des Bandes lösen kann! Es besteht sonst erhebliche Verletzungsgefahr!

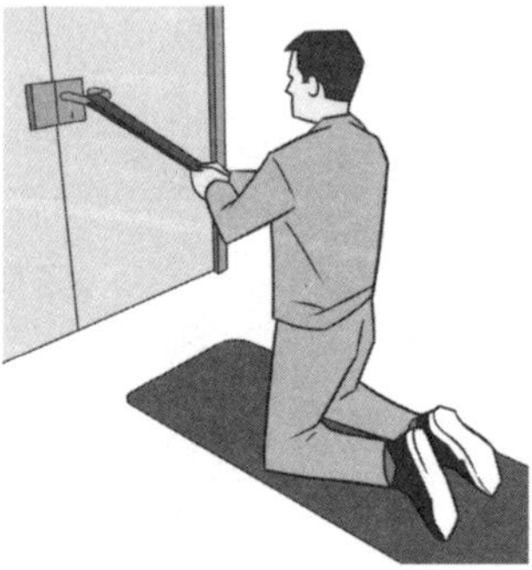

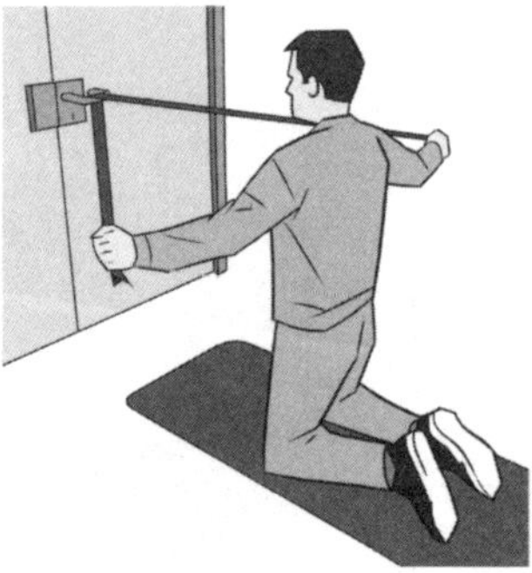

Stufe 1: Theraband mit beiden Händen greifen, beide Arme leicht beugen und Arme in Schulterhöhe nach hinten führen. Endposition eine Sekunde halten.

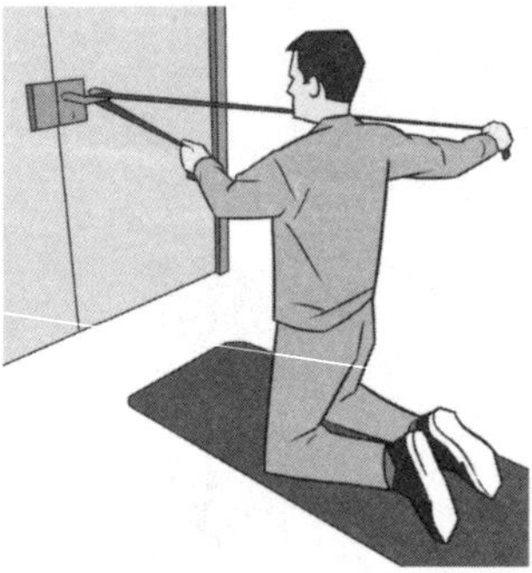

Stufe 2: Dieselbe Ausgangsposition, beide Hände greifen das Theraband, wie in der Abbildung. Ein Arm bleibt vorne in der Halteposition. Der andere Arm wird mit leicht gebeugtem Ellbogen in Schulterhöhe nach hinten in die Endposition geführt. Eine Sekunde halten, dann kommt die andere Seite dran, rechts und links abwechselnd.

8. X-Walk: Band unter beide Füße legen, Theraband greifen und die Hände überkreuzen. Hände mit dem Band auf Hüfthöhe führen.

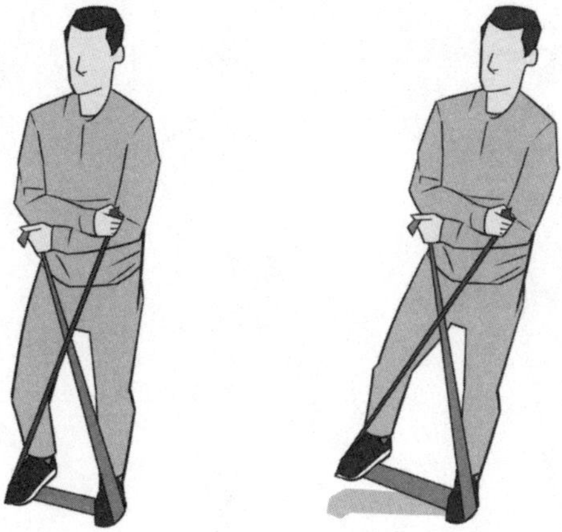

Stufe 1: Mit kleinen Schritten und nur leichtem Beinheben sehr langsam seitwärts gehen.

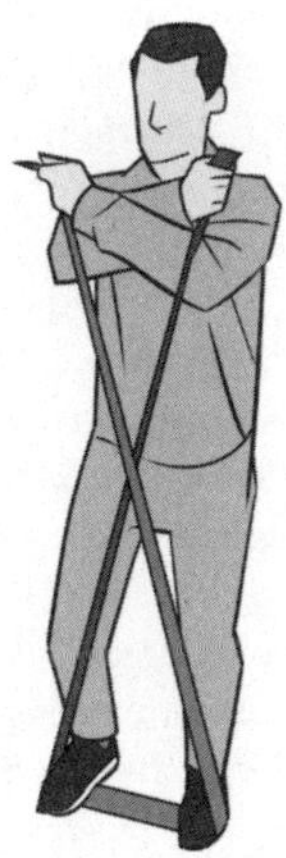

Stufe 2: Gleiche Ausgangsposition wie in Stufe 1, allerdings die gekreuzten Arme auf Schulterhöhe führen, dann mit kleinen Schritten und nur leichtem Beinheben, wie oben, sehr langsam seitwärts gehen.

9. Einbeinstand – Knie-/Hüftflex mit Rotation der Brustwirbelsäule in beide Richtungen: Beidbeiniger Stand, gute Grundspannung, Knie leicht gebeugt.

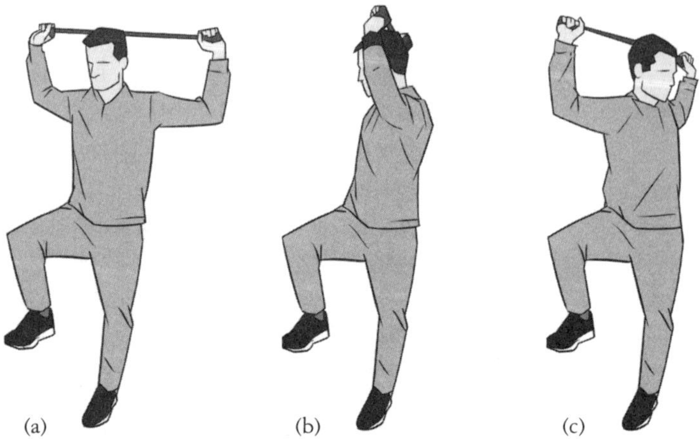

(a) (b) (c)

Stufe 1: Theraband hinter den Kopf führen, Arme auf Schulterhöhe heben, 90° Winkel im Ellbogen, beide Hände bringen Theraband durch leichten Zug nach außen unter Spannung; dann ein Bein bis 90° zur Hüfte anheben, in dieser Position Rumpf langsam-kontrolliert einmal nach rechts und einmal nach links drehen. Danach Wechsel auf das andere Bein und die Rotation im Oberkörper wiederholen. Endpositionen immer eine Sekunde halten.

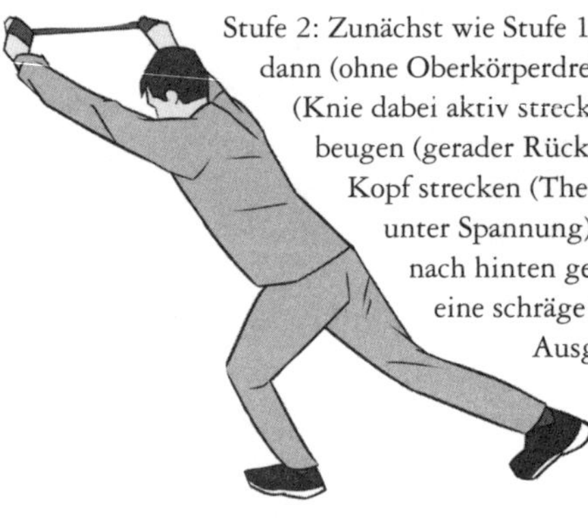

Stufe 2: Zunächst wie Stufe 1, aber das angehobene Bein dann (ohne Oberkörperdrehung) nach hinten strecken (Knie dabei aktiv strecken), den Rumpf nach vorne beugen (gerader Rücken) und dabei die Arme über Kopf strecken (Theraband bleibt dabei immer unter Spannung). Die Arme, der Torso und das nach hinten gestreckte Bein bilden in etwa eine schräge Linie. Von hier zurück in die Ausgangsposition und Wechsel auf das andere Bein. Jeweilige Endposition immer eine Sekunde halten.

10. Lunge: Leichte Ausfallschrittposition

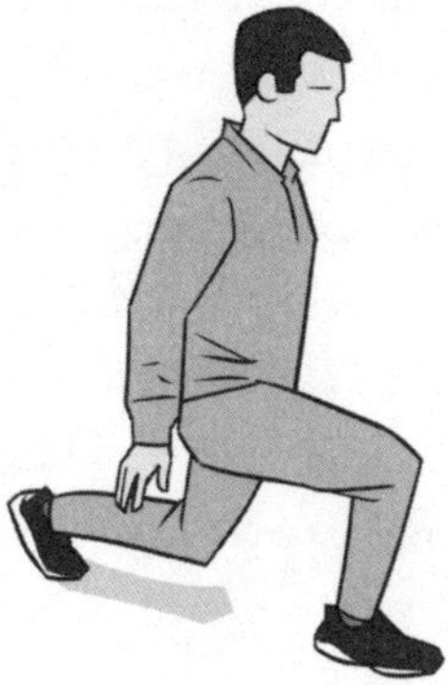

Stufe 1: Arme neben dem Körper halten und leicht nach außen drehen, sodass die Handfläche leicht nach vorne zeigt. Beide Beine beugen, sodass die Kniescheibe des hinteren Beines fast den Boden berührt. Achten Sie darauf, dass das vordere Knie beim Beugen, wie in der Abbildung, trotzdem hinter den Zehen des gleichseitigen Fußes bleibt.

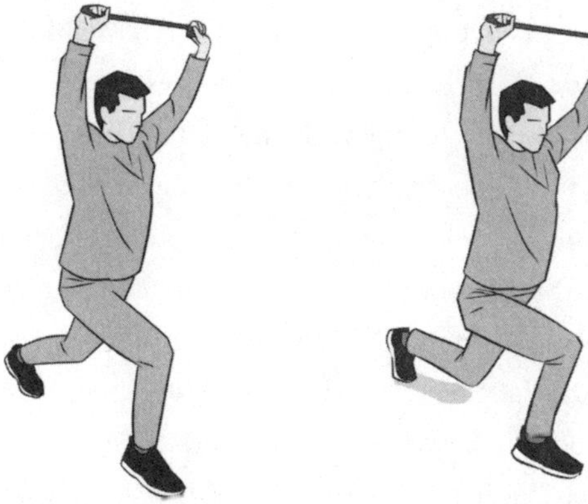

Stufe 2: Leichte Ausfallschrittposition, dabei das Theraband über dem Kopf spannen, Arme gestreckt. Das Band durch Zug nach außen leicht unter Spannung bringen, dann beide Beine beugen, sodass die Kniescheibe des hinteren Beines fast den Boden berührt, wie schon bei Stufe 1.

Urlaub vom Training im Urlaub?

Stellen Sie sich vor: endlich Urlaubszeit. Ruhe, Entspannung und Freizeitaktivitäten nach Wahl. Gutes Essen, die Sonne, das Meer oder die Berge. Wandern, Segeln, Surfen oder Beach-Volleyball sind willkommene Abwechslung zum Alltag und zum bisherigen Training. Und diese Abwechslung und/oder Ruhe dürfen Sie sich auch im Sinne Ihrer Fitness gönnen. Wer zu Hause das ganze Jahr über Sport treibt und im zwei bis dreiwöchigen Urlaub einen Gang zurückschaltet, wird wenig bis gar nichts an körperlicher Fitness verlieren.

Jedoch möchten auch viele Menschen ihr Fitnesstraining von zu Hause im Urlaub fortsetzen. Denn jetzt haben sie dafür endlich genug Zeit, ohne dauernd auf die Uhr schauen und schon an das nächste Meeting denken zu müssen. Sie können natürlich auch hier Ihr mobiles Training, wie wir es gerade vorgestellt haben, fortsetzen. Es schadet aber auch nicht, bei der Wahl der Ferienanlage oder des Hotels die Ausstattung des Fitnessraums und das Kursangebot zu checken. Schließlich bieten der Fitnessraum und Kursangebote alternative Bewegungsmöglichkeiten bei schlechtem Wetter. In Ihrem Urlaub ist dann der Zeitpunkt gekommen, Ihr gewohntes Programm im Ferien-Fitness-Studio einfach fortzuführen. Wenn Sie bereits routinierter Fitness-Sportler sind, brauchen Sie dann bestenfalls einen Trainer, der Ihnen neue oder ungewohnte Geräte erklärt. Ansonsten orientieren Sie sich bei der Bewertung des Fitnessangebots an dem, was Ihnen im Urlaub wichtig ist. Ihr Vorteil: Sie bleiben im gewohnten Terrain aktiv und finden zu Hause wieder schnell den Anschluss ans regelmäßige Training.

Joggen am Strand

Wer sich im Urlaub dafür entscheidet, sämtliche Geräte ruhen zu lassen, der wird möglicherweise auf das Lauftraining zurückgreifen: barfuß am Strand, bei einer angenehmen morgendlichen Brise, dem Horizont entgegen. Ein angenehmes, nahezu romantisches Bild. Umso ernüchternder können die Nachwirkungen dieses vermeintlichen Laufvergnügens sein: Achillessehnenprobleme sind häufig die Folgen. Unsere Füße sind an das Laufen in Schuhen gewöhnt. Beim Barfußlaufen besteht bei vielen Menschen eine verschlechterte Abrollphase. Auch wenn der barfüßige Dauerlauf eigentlich wünschenswert wäre, er kann dazu führen, dass die Achillessehne überlastet wird. Zudem ist das Laufen mit blanken Füßen im Sandboden für die Fuß- und Wadenmuskulatur eine sehr anspruchsvolle koordinative Belastung. Schließlich muss man unterschiedliche Auflagenhöhen oder Bodenfestigkeiten spontan ausgleichen.

Dennoch sollten Sie sich die Lust an dem kitzelnden, weichen Gefühl an der Fußsohle nicht verderben lassen. Ungeübte „Barfußjogger" könnten die erste Urlaubswoche mit Walking am Strand verbringen. In der zweiten Woche dürfen Sie sich dann die intensiveren Laufeinheiten zutrauen. Aber denken Sie immer daran: nicht einfach losrennen. Bereiten Sie Ihre Muskulatur auf sportliche Belastungen vor. Also erinnern Sie sich an Ihr Dehnungsprogramm und halten sich an Ihre individuelle Pulsfrequenz. Und dann brauchen Sie sich nicht mehr zurück zu nehmen.

H wie Herz-Kreislauf-System und plötzlicher Herztod

Der Kreislauf des Lebens

Wer seinen Herzschlag erspürt, wird sich seines Lebens bewusst. Kaum ein anderes Organ hat für uns Menschen dieselbe lebensnotwendige Bedeutung wie das Herz. Wenn es schlägt, leise und unbemerkt, ist alles in bester Ordnung. Wenn es aufhört, kann alles sehr schnell vorbei sein. Und genau das ist der Grund, weshalb Ihr Herz es wert ist, dass Sie ihm besonders viel Aufmerksamkeit schenken. Wie es in Verbindung mit dem Herz-Kreislauf-System „tickt" und wie wichtig es innerhalb Ihrer Trainingsplanung zur Leistungssteigerung in Sport und Beruf ist, erfahren Sie in diesem Kapitel. Sie lernen das lebensnotwendige Herz als Organ kennen, das Ihnen ein Feedback über Ihren aktuellen Trainingszustand und Ihre momentane körperliche und/oder psychische Belastung geben kann. Lernen Sie die Signale ihres Herzens wahrzunehmen und zu „lesen", dann können Sie Ihre Leistung steuern, Stress reduzieren und Entspannung einplanen. Mit dieser Fähigkeit sichern Sie Ihre physische und psychische Stärke und steigern Ihre Erfolgsaussichten in beruflichen und sportlichen Situationen.

Das Herz versorgt den gesamten Körper mit dem Lebenssaft Blut. Das Herz ist ein sogenanntes Hohlorgan. Ein Hohlorgan ist ein Organ, das mit seinem biologischen Gewebe einen Hohlraum umschließt, auch die Speiseröhre oder der Magen sind Hohlorgane. Das Herz hat etwa die Größe einer Faust des jeweiligen Menschen und lässt sich in die rechte und linke Herzhälfte unterteilen. Beide Hälften sind wiederum in zwei Bereiche, den sogenannten Vorhof und die Herzkammer unterteilt. (Dies sind die Hohlräume, die das Herz mit seinem Gewebe umschließt.) Jede Herzseite erfüllt unterschiedliche Aufgaben. Auf der rechten Seite des Herzens strömt Blut ein und wird an die Lungen weitergeleitet, auf der linken Seite strömt es wieder aus und versorgt über die Aorta (Hauptschlagader) den Körper.

Die Arterien und Venen, die den Organismus durchlaufen, bilden ein Röhrensystem und dienen als Transportwege für das Blut. Die Arterien führen vom Herzen weg und liefern das sauerstoffreiche Blut zur Muskulatur und zu den anderen Organen. Die Sauerstoffabgabe erfolgt in den kleinsten Verzweigungen der Arterien, in den Kapillaren. Weil die Kapillaren so winzig sind, werden sie auch Haargefäße genannt. Ist das sauerstoff- und nährstoffhaltige Blut hier angelangt, kommt es zu einem Austausch, der sogenannten Diffusion. Einerseits wird dabei der Sauerstoff an das umliegende Gewebe übergeben, wie beispielsweise an die Muskulatur. Andererseits gibt das Gewebe gleichzeitig Abbauprodukte, wie etwa Kohlendioxid, an die Kapillaren zurück. Die Kapillaren leiten diese Stoffwechselendprodukte daraufhin in das Venensystem. Zuerst in die kleinsten Venen, die Venolen, dann in die nächstgrößeren Venen bis hin zur oberen Hohlvene, die zum Herzen führt. Hier kommt das „gebrauchte", sauerstoffarme Blut zum Herzen zurück, der Kreislauf schließt sich.

Einen weiteren kleineren Kreislauf bildet das Herz mit der Lunge. Das sauerstoffarme Blut wird vom Herzen zum „Luft tanken“ in die Lunge geleitet. Auch hier diffundieren die verschiedenen Stoffe: Das Blut wird von der „Altlast“ Kohlendioxid erlöst und mit frischem Sauerstoff versorgt. Damit zieht es über eine Vene zunächst zum Herzen, dann weiter in die Arterien zu den Organen. Das also ist das Herz-Kreislauf-System – in der „Light-Version“ erklärt.

Das Herz fordern

Der Motor dieses Kreislaufsystems ist das Herz. Ein gesundes Herz sorgt dafür, dass das Blut den lebenswichtigen Sauerstoff zu den Organen transportiert. Der Herzschlag gibt dem Blut dabei so viel Schwung (Energie) mit auf den Weg, dass auch der Rücktransport durch die Venen gewährleistet ist. Dieser Impuls des Herzens ist durch einen vorbestimmten Rhythmus geregelt. Das Herz ist ein selbständig tätiges Organ und hat eigene Erregungszentren zur Verfügung. Unter körperlicher Belastung werden diese Zentren aktiver und sorgen dafür, dass das Herz öfter schlägt und so das Blut schneller in den Körper auswirft. Denn während der körperlichen Arbeit müssen die belasteten Muskelgruppen besonders gut versorgt werden. Wenn diese Anstrengung dem Herzen regelmäßig und dosiert zugemutet wird, gewöhnt es sich daran – es passt sich an. Denn: Das Herz ist ein Muskel, der – wie jeder andere Muskel des Körpers auch – durch eine sinnvolle sportliche Belastung trainierbar ist. Das richtige Training steigert die Leistungsfähigkeit Ihres Herzens und beeinflusst dadurch Ihre Ressourcen, die Sie für die tägliche Beanspruchung auf den verschiedensten Gebieten benötigen.

Durch eine regelmäßige und gezielte Ausdauerbelastung wird das Herz größer, wodurch es im Vergleich zum untrainierten Herzen mehr Blut mit weniger Herzschlägen in den Körper katapultieren kann. Sportmediziner sprechen bei einem so adaptierten Herzen vom Sportherzen, dessen Muskelfasern durch das Training dicker und dadurch leistungsfähiger geworden sind. Es ist davon auszugehen, dass sich ein Sportherz bei Menschen entwickelt, deren Ausdauersport einen Umfang von mindestens fünf Stunden pro Woche ausmacht. Wer seine Herzfrequenz durch Training um zehn Schläge pro Minute reduziert, spart im Jahr über 315 Millionen Herzschläge. Dies entlastet das Organ und führt zu einer besseren Lebenserwartung, einer geringeren Mortalität (Sterblichkeitsrate) und Morbidität (Erkrankungsrate). Im Klartext: Wer zu Fuß im dritten Stock ankommt und dafür weniger Herzschläge benötigt, dem bleibt einfach mehr Power übrig.

Für die Hypertrophie (Dickenwachstum) des Herzmuskels ist entscheidend, dass die mechanische Spannung im Herzmuskel steigt, und zwar vor allem kurz bevor das Herz das Blut in den Körper ausstößt (Systole). Diese positiv wirkende Reizung geschieht beim Ausdauertraining häufiger und über einen längeren Zeitraum als in Ruhe und bewirkt so eine Hypertrophie der Herzmuskelfasern. Ein trainiertes Herz kann infolge der Anpassungsprozesse mehr Blut in seine Hohlräume einströmen lassen und somit auch mehr Blut ausstoßen. Sein Schlagvolumen ist größer, seine Herzfrequenz geringer, sowohl in Ruhe als auch unter Belastung. Das Herz eines ausdauertrainierten Menschen arbeitet deshalb energiesparender.

Die Basis für eine Adaptation des Herz-Kreislauf-Systems, die in einer reduzierten Herzfrequenz und einem besseren Gasaustausch im Gewebe mündet, ist durch gezielte individuelle Aktivitäten schnell erreichbar. Wer sein aerobes Training, von dem man beim Ausdauersport spricht, zwei- bis dreimal pro Woche einbaut und circa 30 bis 60 Minuten aktiv ist, betreibt bereits eine gut basierte Gesundheitspflege. Das Zeitmanagement dafür ist zudem eine weitere Herausforderung. Diesem Thema widmen wir uns jedoch im Kapitel „Z wie Zeitmanagement".

Letztlich ist die Trainingsplanung von vielen individuellen Faktoren abhängig: Zeit, Ort, Tagesform oder Stress – und auch wie groß der Bedarf ist, über den Sport den Ausgleich zum Berufsleben zu finden. Mancher braucht den täglichen Dauerlauf, ein anderer ist mit zwei bis drei Einheiten bereits so ausgelastet, dass sie ihn körperlich und mental gut entspannen. Kurz gesagt: Wer sich mit Sport gesund, fit und leistungsfähig halten will, muss deshalb in seiner Freizeit nicht zum Spitzensportler werden und die Leistungsgrenzen erproben. Das Wohlbefinden sowie die körperliche und geistige Fitness lassen sich auch ohne sportliche Extreme steigern.

Die Versorgung des Körpers mit Sauerstoff ist allerdings auch davon abhängig, ob das Blut ihn über die vielen Adern des Menschen überhaupt erreicht. Das gesündeste Herz nutzt nichts, wenn Gefäßverengungen an anderer Stelle den Blutfluss mindern. Wenn es etwa zu Ablagerungen an den Wänden des Röhrensystems gekommen ist, verändert sich die Menge des durchfließenden Blutes und auch die Geschwindigkeit, mit der das Blut die Adern durchfließt, weil die Röhren enger geworden sind. Solche und ähnliche Hindernisse können etwa durch Fehlernährung und Bewegungsmangel entstehen, Bluthochdruck und Diabetes sind die häufigsten Folgeerkrankungen. Diese Zivilisationskrankheiten lassen sich aber durch ein regelmäßiges, moderates Ausdauertraining vermeiden. Ein Grund dafür ist, dass Ausdauersport nicht nur das Herz-Kreislauf-System trainiert, sondern auch den Fettstoffwechsel anregt. Das heißt, bei der Belastung werden Fette als Energielieferant herangezogen. Der verfügbare Sauerstoff, der durch das Blut an die Muskelzellen abgegeben wird, ist notwendig, damit die biochemischen Prozesse zur Fettverbrennung in Gang gesetzt werden.

Mit Ausdauer gegen Zivilisationskrankheiten

Das Herz, die Lunge und das ausgefeilte Tunnelsystem mit seinen Arterien und Venen entwickeln sich und funktionieren als Kreislaufsystem besonders gut, wenn sie gezielt beansprucht werden. Das erreichen Sie mit einem dynamischen Training, bei dem Sie mehr als 1/6 der gesamten Skelettmuskulatur einsetzen (also mehr als die Muskulatur eines Beines). Dies gelingt mit einem regelmäßigen Ausdauertraining durch Laufen, Walken, Fahrradfahren oder vergleichbaren Trainingsangeboten im Verein oder im Fitness-Studio, wie etwa Training auf dem Crosstrainer, dem Stepper oder in Kursen. Gleichzeitig sollte der Sauerstoffbedarf während der Belastung gesichert sein. Dass dies der Fall ist, erkennen Sie daran, dass Sie sich während der Belastung wohlfühlen und sich noch unterhalten können.

Die positiven und vorbeugenden Effekte eines Ausdauertrainings für den Organismus sind mannigfach: Aktivierung des Fettstoffwechsels, Muskeltraining, geringere Herzfrequenz, Schutz vor Diabetes, Bluthochdruck und Herzinfarkt, ein geringeres Krebsrisiko, verbesserte Aktivität des Immunsystems, Abbau von Stresshormonen sowie eine verbesserte Sauerstoffaufnahme. Die bessere Sauerstoffaufnahme gelingt vor allem dadurch, dass mit dem Ausdauertraining die Zahl der Kapillaren pro Quadratzentimeter Muskelquerschnitt zunimmt. Die verbesserte Kapillarisierung des Muskels vergrößert die Austauschfläche zwischen den Haargefäßen und der Muskulatur, somit ist eine größere Sauerstoffaufnahme gewährleistet. Eine größere maximale Sauerstoffaufnahme ist ein wichtiger Faktor für ein längeres Leben und eine hohe Lebensqualität.

Bereits bestehende Erkrankungen können Sie mit einem Ausdauertraining günstig beeinflussen, manchmal ersetzt der regelmäßige und gut geplante Ausdauersport sogar Medikamente, die sonst den Blutdruck oder den Blutzucker regulieren. Die positiven Wirkungen des Herz-Kreislauf-Trainings haben außerdem die Folge, dass Sie insgesamt stärker belastbar sind und, nach physischen und/oder psychischen Beanspruchungen, schneller regenerieren. Wer sich einen reduzierten Herzschlag antrainiert, verbessert die Funktion des vegetativen Nervensystems, weil sich die parasympathische Erregung hin zu einer vagotonischen Erregungslage verschiebt. Übersetzt heißt das: Der ausdauertrainierte Sportler bleibt auch bei psychischer Anspannung gelassener als ein untrainierter Mensch.

Wenn Sie aber doch einmal fühlen, wie Ihnen das Herz bis zum Halse schlägt, sei es vor Aufregung oder vor Anstrengung, dann spüren Sie Ihren Pulsschlag. Das ist genau der Moment in dem das Blut an die Gefäßwände des Arteriensystems stößt, nachdem es vom Herz auf seine Reise durch den Körper geschickt wurde. Dieser Moment geschieht beim gesunden Menschen ohne besonderen Trainingszustand durchschnittlich etwa 70 bis 80 Mal pro Minute. Je nach momentaner Anstrengung oder jeweiligen Gefühlszustand verändert sich diese Puls- bzw. Herzfrequenzl.

Die Herzfrequenz lässt sich durch regelmäßiges Ausdauertraining verringern. Damit verbunden sind die bereits genannten positiven Effekte. Die einzige Voraussetzung dafür ist, den richtigen Puls für das Ausdauertraining zu ermitteln und ihn während des Trainings einzuhalten. Zahlreiche Untersuchungen zeigen, dass die idealen Pulswerte während eines Ausdauertrainings von Mensch zu Mensch äußerst variabel sind. Formeln, mit denen man die Herzfrequenz errechnet, bieten eine gute Orientierung für gesunde und normalgewichtige Personen. Eine gängige Faustformel in der Sportwissenschaft empfiehlt „180 Herzschläge pro Minute minus Lebensalter in Jahren" als Richtwert für die Herzfrequenz beim Ausdauersport.

Ein anderes wichtiges Kriterium für die optimale Intensität beim Sport ist das subjektive Empfinden. Wer sich bei der Ausdauerleistung wohlfühlt und sich, wie schon erwähnt, nebenbei unterhalten könnte, ist auf dem richtigen Weg. Die ideale Herzfrequenz für das Ausdauertraining hängt aber auch von der

Sportart ab. Beim Laufen etwa, erreichen Sie schneller höhere Pulswerte als beim Fahrradfahren, da Sie beim Joggen eine größere Muskelmasse einsetzen. Beim Fahrradfahren sind deshalb auch die Wirkungen auf das Herz-Kreislauf-System im Verhältnis zum Joggen geringer. Auf dem Fahrrad müssen Sie für denselben Effekt entsprechend länger strampeln.

Trainingspuls ermitteln

Am einfachsten messen Sie Ihre Herzfrequenz mit einem Fitnessarmband. Ihr digitaler Pulsmesser ist ein zuverlässiger Helfer und ermöglicht die Kontrolle während der Belastung. Mit Hilfe des Gerätes können Sie Ihren individuellen Trainingspuls ermitteln und, der Beschreibung entsprechend, einstellen. Überschreiten Sie Ihren Trainingspuls ertönt ein Warnsignal. Das hilft Ihnen dabei, Ihre Aktivität zwischenzeitlich anzupassen. Fitnessarmbänder gehören zu den sogenannten Fitness-Trackern. Je nach Modell erfasst ein solcher digitaler Trainingsbegleiter verschiedenste Daten, wie zum Beispiel Herzfrequenz, Blutdruck, Schrittfrequenz, Wegstrecke und vieles mehr. Diese Geräte sind mit Programmen ausgestattet, die die erfassten Daten auch in Bezug zueinander setzen, sodass sich daraus interessante Hinweise für die Trainingsplanung ergeben können.

Ein Fitness-Tracker bietet den Vorteil, dass Sie während des Trainings beobachten können, wie der Körper auf die Anstrengungen reagiert und ob sich bei der Ausdauerleistung der sogenannte „Steady-state“ einstellt. Dieser Wert gibt an, ob sich der Körper an die aktuelle Anforderung gewöhnt und diese für ihn gut zu bewältigen ist. Nach anfänglicher Pulsbeschleunigung schlägt das Herz nach etwa drei bis vier Minuten Belastungszeit gleichmäßig weiter. Es ist ein Gleichgewicht von Sauerstoffzufuhr und Sauerstoffverbrauch entstanden, der Steady-state ist erreicht. Stellt sich diese Kontrollfunktion jedoch nicht ein, ist die Anstrengung in der Regel zu groß. Der Puls steigt weiter und wenn die maximale Herzfrequenz erreicht ist, zwingt dies die meisten Sportler aufzugeben. Die maximale Herzfrequenz berechnet sich beim gesunden normalgewichtigen Menschen mit der Faustformel „220 Herzschläge pro Minute minus Lebensalter in Jahren“ (plus/minus zehn Schläge). Erreichen Sie diese Pulsfrequenz, ist davon auszugehen, dass Sie Ihre Aktivität abbrechen müssen und auch abbrechen sollten. Wer dauerhaft seine individuelle Leistungsgrenze ignoriert, riskiert gesundheitliche Schäden. Anstelle von Herz-Kreislauf-Training und Gewichtsreduktion erreicht man langfristig betrachtet eher Gefäßschäden und leitet katabole (abbauende) Prozesse ein.

Wer beim Pulsmessen mal wieder selbst Hand anlegen möchte, zählt mit zwei Fingern an der Halsschlagader zehn Sekunden lang die Impulse. Das Ergebnis multiplizieren Sie mit sechs. Diese Kontrolle erfolgt direkt nach der Belastung oder – als Zwischenkontrolle – bei einer kurzen Sportpause, nachdem Sie bereits mindestens zehn Minuten aktiv waren. Den Puls selbst an der Halsschlagader zu prüfen, unterstützt Sie dabei, ein Gefühl für den Grad der erlebten Anstrengung zu entwickeln. Wenn Sie eine bestimmte Pulsfrequenz feststellen und diese mit Ihrem aktuellen Körpergefühl verbinden, lernen Sie mit der Zeit Ihre Auslastung einzuschätzen – auch ohne, dass Sie den Puls messen müssen. Das hilft Ihnen mitunter auch im Alltag in Situationen, in denen Sie sich innerlich aufregen. Ihr Puls steigt, Sie nehmen es wahr und, sofern Sie bereits Entspannungsstrategien erarbeitet haben, können Sie die Herzfrequenz wieder beruhigen. Davon abgesehen bleiben Sie mit der „Handmethode“ unabhängig und selbständig, wenn sie keinen Fitness-Tracker tragen oder dieser, aus welchem Grund auch immer, gerade seinen Geist aufgibt.

Mit dem Bluttest zum Ziel?

Wer seine individuelle Pulsfrequenz für ein gesundheitsförderndes Ausdauertraining hochwissenschaftlich ermitteln lassen will, kann sich beim Sportmediziner einem Laktattest unterziehen. Dabei wird dem Sportler während der Belastung – beispielsweise auf dem Laufband – mehrmals Blut entnommen und auf den jeweiligen Laktatwert hin untersucht. Laktat (Milchsäure) ist ein Stoffwechselendprodukt, das entsteht, wenn eine Belastung so intensiv wird, das nicht mehr genug Sauerstoff in den Muskel geliefert werden kann.

Das bedeutet gleichzeitig, dass die Hauptenergieversorgung des Muskels nicht mehr durch Fette gewährleistet ist. Da Sauerstoff für den Körper aber unbedingt nötig ist, um dem Muskel beim Ausdauersport mit dem Energielieferant Fett am Laufen zu halten, muss sich zunächst die Herzfrequenz erhöhen. Sauerstoff soll schließlich schnell nachgeliefert werden. Kommt aber nicht mehr genug Sauerstoff im Muskel an, erhöht sich die Herzfrequenz nicht mehr gleichmäßig und langsam, sondern überproportional schnell. Bald erreicht der Sportler seine maximale Herzfrequenz. Der Körper bildet jetzt außerdem Milchsäure, weil er daraus Kohlehydrate als Energielieferant bereitstellt. Im Muskel führt die Milchsäure jedoch durch biochemische Prozesse zu einer Ermüdung. Der Sportler muss nach einiger Zeit die Leistung abbrechen.

Wenn es darum geht, eine Ausdauerleistung zu erbringen, um die Wirkungen auf das Herz-Kreislauf-System zu erreichen und den Fettstoffwechsel anzuregen, will man diese Körperreaktion aber vermeiden. In der Sportwissenschaft spricht man hier von der aerob/anaeroben Schwelle, die für ein Herz-Kreislauf-Training nicht überschritten werden sollte. Diese Schwelle gibt an, bei welcher Menge Laktat ein Mensch seine Energieversorgung gerade noch durch die Beteiligung von Sauerstoff deckt. Diese Schwelle liegt bei einer Konzentration von zwei bis vier Millimol Laktat pro Liter Blut. Wird dieser Grenzwert überschritten, sprechen die Sportwissenschaftler nicht mehr von einer klassischen Ausdauerleistung.

Deshalb entspricht Ihr optimaler Trainingspuls der Herzfrequenz, die ermittelt wird, bevor der Organismus vermehrt Laktat bildet und die aerob/anaerobe Schwelle überschreitet. Bei diesem Puls aktivieren Sie Ihren Fettstoffwechsel, erhöhen Ihre maximale Sauerstoffaufnahme und trainieren Ihre Grundlagenausdauer oder bauen Ihren aktuellen Trainingszustand aus. Eine gute Ausdauer und ein gut funktionierender Stoffwechsel helfen Ihnen, nach dem Training besser zu regenerieren. Das ist zudem der Grund dafür, dass sich Ihr Puls nach dem Sport rascher beruhigt als der eines Untrainierten. Mit zunehmendem Training verschiebt sich die aerob/anaerobe Schwelle übrigens. Das heißt Sie können beispielsweise länger und schneller laufen, bevor Sie so viel Laktat bilden, dass Ihre Muskeln ermüden. Auch Ihre maximal erreichbare Herzfrequenz kann sich erhöhen. Sofern Sie kontinuierlich trainieren, werden Sie mit der Zeit deshalb in der Lage sein, auch noch bei einem höheren Puls dem Organismus Sauerstoff bereitzustellen und damit Ihre Energiebereitstellung über den Fettstoffwechsel abzudecken. Sofern Sie Ihre Ausdauerleistungsfähigkeit weiter steigern wollen, empfiehlt es sich, den Test in angemessenen Abständen zu wiederholen. Dann kann der jeweils nächste Trainingspuls festgelegt werden. Ob und, wenn ja, in welchen Abständen dies sinnvoll wäre, sollten Sie gemeinsam mit Ihrem betreuenden Arzt besprechen.

Plötzlicher Herztod

Eben hat der Fußballspieler noch einen Pass gespielt, in der nächsten Sekunde liegt er regungslos auf dem Feld. Todesursache: plötzlicher Herztod. In jenem schicksalhaften Augenblick pumpt das Herz kein Blut mehr durch den Körper, sondern zuckt nur noch unkoordiniert und mit hoher Frequenz. Mediziner sprechen vom Kammerflimmern. In Deutschland sind Sportler hauptsächlich beim Fußball und beim Joggen vom plötzlichen Herztod betroffen – die Sportarten, die von Freizeitsportlern am häufigsten betrieben werden. Im Moment der Betroffenheit stellt sich häufig die Frage, ob Sportler nicht doch ein höheres Risiko haben, auf diese Weise zu sterben. Beim genauen Blick auf die Statistik ist dies jedoch nicht so: Ein bis zwei Sportler pro 100.000 Sporttreibende sterben internationalen Studien zufolge am plötzlichen Herztod beim Sport. Mit zunehmendem Alter steigt das Risiko vor allem für Männer über dem 35. bis 40. Lebensjahr. Trotzdem ist die Sterberate bei Training und Wettkampf geringer, als die der Gesamtbevölkerung und, sie wäre noch eher zu verhindern, wenn vorherige Warnsignale ernster genommen würden.

Wen kann es treffen?

Aber wen kann es treffen und wie kann man sich schützen? „Intensives Sporttreiben kann dann riskant werden, wenn das Herz vorgeschädigt ist", sagt Professor Winfried Banzer, Leiter der Abteilung Sportmedizin am sportwissenschaftlichen Institut der Goethe-Universität in Frankfurt am Main. Das sei beispielsweise durch eine verschleppte Herzmuskelentzündung der Fall. Dann nämlich, wenn vorherige Beschwerden nicht bemerkt oder nicht beachtet wurden. Viele der später Verstorbenen klagten zuvor in ihrem Umfeld über unerklärliche Leistungseinbußen, plötzlich auftretende Atemnot, Schwindel, Schmerzen, die in Arme, Hals, Unterkiefer, Rücken oder Bauch ausstrahlten. Weitere Signale können Ohnmachtszustände, Beklemmungsgefühle und Brennen hinter dem Brustbein sein. Wer solche Beschwerden kennt, aber sein Körpergefühl missachtet, spielt im Verein nicht nur mit den Mannschaftskameraden, sondern auch mit seinem Leben. Sollten Sie betroffen sein, gehen Sie besser erst einmal zum Arzt, bevor Sie das Training fortsetzen. Bei aller Leistungsmotivation und allen Leistungsansprüchen in Beruf und/oder Sport, gilt es zu bedenken: Leistungen können nur erbracht werden, wenn der, dem sie abverlangt werden, auch noch da ist. Eine rechtzeitige Untersuchung kann manchen zu frühen Tod verhindern.

Verlässliche Daten über regelhafte Ursachen für den plötzlichen Herztod bei Sportlern gibt es zwar nicht. Aber es gibt belegte Risiken. Das Risiko am plötzlichen Herztod zu sterben, variiert je nach Alter, Geschlecht und bestehenden Vorerkrankungen. Meist sind Männer eher betroffen als Frauen. Der häufigste Grund ist für Menschen über 40 Jahre die koronare Herzkrankheit – also die Verengung der Herzkranzgefäße, die zum Herzinfarkt führen kann. Besonders dann, wenn man mit großem körperlichem Einsatz, aber schlechtem Trainingszustand, aktiv ist. Junge Menschen sterben am plötzlichen Herztod überwiegend wegen einer angeborenen Erkrankung, der Kardiomyopathie. Das ist eine krankhafte Verdickung des Herzmuskels, die im Anfangsstadium nicht immer eindeutig von der normalen Muskelverdickung eines Sportherzens unterschieden werden kann. Die dritte Risikogruppe sind Menschen, bei denen nach einem viralen oder bakteriellen Infekt der Herzmuskel oder die Herzklappen geschädigt worden sind. Dies wird begünstigt, wenn man sich während einer fieberhaften Erkrankung intensiv körperlich belastet.

Infekt? Kein Training!

Um nicht selbst in absehbarer Zeit zur Risikogruppe zu gehören, sollte man sich deshalb bei Infekten mit erhöhter Temperatur oder Fieber ausruhen. Gönnen Sie sich die Auszeit auf jeden Fall im Sport und möglichst auch im Job. Etliche Führungskräfte gehen auch krank zur Arbeit, sogar ein fieberhafter Infekt ist für viele kein Grund, sich im Beruf zu schonen. Allerdings: Wer sich immer wieder bei fieberhaften Infekten ins Büro schleppt, hier hohem Stress ausgesetzt ist und von Termin zu Termin hetzt, bereitet mitunter den Boden für eine spätere Schädigung. Insbesondere dann, wenn er auch noch weiter trainiert oder zu früh wieder einsteigt.

Der Temperaturanstieg zeigt, dass der gesamte Organismus bereits mit der Abwehr beschäftigt ist. Wer sein Training dennoch unbedingt fortsetzen will, schwächt sein Immunsystem und ist am Ende länger krank. Bei hoher körperlicher Aktivität steht auch das Gewebe, das mechanisch belastet wird, unter Stress. Dies erfordert wiederum Reparaturmechanismen. Das Immunsystem ist jedoch bereits durch die Eindringlinge stimuliert. Eine weitere Herausforderung kann es nicht mehr verkraften und kommt schließlich mit der Abwehr nicht mehr nach. Die vermehrte Blutzirkulation verteilt Bakterien oder Viren noch schneller über den gesamten Organismus. Wer dann das Pech hat, sich mit einer Virenart auseinandersetzen zu müssen, die gerne in den Herzmuskel einwandert, ist einem höheren Risiko ausgesetzt, eine Herzmuskelentzündung zu erleiden.

Nach überstandener Erkältung nimmt man das Training erst wieder auf, wenn die Temperatur normal ist und man sich subjektiv leistungsfähig fühlt. Es empfiehlt sich langsam zu beginnen und den sportlichen Ehrgeiz noch für einige Zeit im Zaum zu halten. Alles in allem ist im Falle eines plötzlichen Herztodses nicht der Sport schuld, sondern eine erworbene oder eine zuvor nicht bekannte Herzerkrankung oder aber, bei bekannter Herzkrankheit, die falsche Sportart. Also beispielsweise eine Sportart bei der das Herz hohen Belastungsspitzen ausgesetzt ist, wie etwa beim Squash. Die Konsequenz? Gehen Sie zum Arzt, wenn Sie krank sind und holen Sie sich dessen Okay, um Ihr Training fortzusetzen. Lassen Sie sich außerdem regelmäßig sportmedizinisch untersuchen und beraten. Starten Sie mit dem Sport also genauso, wie sie es bei Projekten im Beruf tun: gut vorbereitet!

Sportmedizinische Untersuchung schützt

Sportmedizinische Untersuchungen können vor dem plötzlichen Herztod schützen. Freizeitsportler sollten sich zu Beginn einer neuen Aktivität, nach einer längeren Trainingspause und auch – je nach Belastung – alle ein bis zwei Jahre einer sportmedizinischen Untersuchung unterziehen. So kann der Arzt prüfen, ob das Herz den Anforderungen (weiterhin) gewachsen ist. Die gesetzlichen Krankenkassen bezahlen diese Untersuchung alle zwei Jahre. „Studien belegen eindrucksvoll, wie sich durch die Einführung einer EKG-Untersuchung kardiale Todesfälle im Sport reduzieren lassen", sagt Sportmediziner Banzer. „Es ist uns deshalb besonders wichtig, Sportler über geeignete präventive Maßnahmen wie Gesundheitsuntersuchungen, sportmedizinische Betreuung sowie Beratung zu informieren." Auch die spezifische Weiterbildung von Trainern sei diesbezüglich von großem Wert. Auftreten könne ein plötzlicher Herztod, bei entsprechender Herz-Kreislauf-Belastung, praktisch in allen Sportarten.

Auf Basis des Belastungstests mit EKG und der Krankengeschichte des Patienten berät der Arzt bei einer sportmedizinischen Untersuchung darüber, welche Sportart für den Patienten geeignet ist und wie ein gesundes Training aussehen sollte. Defizite oder leistungsbegrenzende Faktoren, wie eine Herzerkrankung oder sonstige Vorschäden des Herzens, werden hier schnell aufgedeckt. Wenn der Patient ein besonders intensives Training plant, prüft der Sportmediziner zusätzlich die Lungenfunktion und bestimmt den Laktatwert. Dieser Aspekt geht dann aber schon in die Leistungsdiagnostik über und kann mitunter in eine erweiterte sportmedizinische Untersuchung integriert werden. Die Leistungsdiagnostik dient dazu, das Training ab einem bestimmten Ausgangswert zu planen und zu steuern.

Digitale Helfer nutzen

Immer mehr Freizeitsportler planen ihr Training heute, wie bereits oben angesprochen, mit Unterstützung von digitalen Helfern von vorneherein sehr bewusst. Die Sportler nutzen die elektronischen Geräte bei der Belastung, indem sie damit die Herzfrequenz im Blick behalten und die Daten sammeln, um Trainingserfolge zu dokumentieren sowie die Trainingsintensität und den Umfang anzupassen. Die Techniker Krankenkasse hat 2016 durch ihre Umfrage „Beweg dich, Deutschland!" ermittelt, dass bislang 34 Prozent der 18- bis 59-Jährigen Aktiven in Deutschland einen digitalen Trainingsbegleiter nutzen. Mit 44 Prozent werden Pulsuhren am häufigsten verwendet, dicht gefolgt von Fitness-Apps oder Online-Coaches. Bei den Erwerbstätigen und Gutverdienenden nutzen fast 40 Prozent digitale Hilfsmittel, um ihr Training zu optimieren. Zwei von drei Sportlern wollen mit dem digitalen Trainingspartner vor allem ihre Fortschritte und Trainingserfolge messen und dokumentieren. Ihre Körperfunktionen, speziell die Herzfrequenz, überwachen 63 Prozent der Befragten. Andere Motive, die digitalen Helfer einzusetzen, sind der Wunsch, individuell Sport treiben zu können und die Gewissheit, gesund zu trainieren. Die daraus gesammelten Daten können für den Arzt innerhalb der sportmedizinischen Untersuchung durchaus eine ergänzende und sehr sinnvolle Informationsquelle sein.

Generell also stärken körperliche Aktivität und gezieltes sportliches Training das Herz und schützen vor Herz-Kreislauf-Erkrankungen. Sie gewinnen durch 150 Minuten moderate körperliche Aktivität pro Woche ein bis zwei Jahre zusätzliche Lebenszeit, Frauen gewinnen sogar drei Jahre. Moderate Aktivität bedeutet hier zum Beispiel Walking oder Radfahren, bei einer Geschwindigkeit von 15 bis 20 Kilometern pro Stunde. Das bedeutet im Umkehrschluss, Sie gewinnen – speziell durch Ausdauertraining – erheblich mehr, als Sie investieren müssen: Eine Stunde maßvolles Sporttreiben heißt 2,6 Stunden mehr Lebenszeit. Und: Sie kommen dabei ganz ohne Extremleistungen aus, um Ihre Gesundheit zu fördern und den Ausgleich zum Berufsleben zu finden. Mit einem moderaten Training und einem gesunden Herzen haben Freizeitsportler also kein erhöhtes Risiko, den plötzlichen Herztod zu erleiden.

I wie Immunsystem

Ausdauersport stärkt die Körperpolizei

Das hochkomplexe Geschehen der Immunabwehr ist ein herausforderndes Thema. Hier erhalten Sie einen Überblick darüber, wie Sie Ihre Körperpolizei durch Sport stärken können und zudem einen Einblick, wie die Immunabwehr agiert, wenn Eindringlinge von außen das Gleichgewicht des Organismus stören. Dabei zeigt sich, dass Sportler mehr bewegen als nur Muskeln und Gelenke. Insbesondere durch ein regelmäßiges Ausdauertraining halten sie ihr Immunsystem auf Trab. Wer drei- bis viermal pro Woche ein sogenanntes aerobes Training absolviert, macht nicht nur sein Herz-Kreislauf-System fit, regt den Fettstoffwechsel an und wird psychisch widerstandsfähiger, er stärkt auch sein Immunsystem. Sie haben Ausdauersport bereits in Ihr Trainingsprogramm eingeplant oder haben es vor? Prima! Mit jeder Trainingseinheit in einer Ausdauersportart steigen für Sie so die Chancen, die nasskalte Jahreszeit gesünder zu überstehen. Um dieses Ziel zu erreichen, ist es wichtig die persönliche Balance innerhalb der Belastung zu finden. Wie so oft im Leben, ist das Maß der Betätigung der entscheidende Faktor für den Erfolg.

Wer mit dem Training jetzt erst anfangen will, erreicht mit zweimaligem Training pro Woche schon erste Effekte. Je nach Trainingszustand empfehlen Sportmediziner etwa 30 bis 60 Minuten zu joggen, Fahrrad zu fahren oder zu walken, auch Skilanglauf oder Schwimmen zählen zu den wirkungsvollen

Sportarten. (Die Zeitangabe hier bezieht sich auf die reine Zeit der jeweiligen Aktivität. Warm-up und Cool-down müssen zeitlich noch addiert werden.)

Was die Intensität beim Sport angeht, dürfen sich Untrainierte eine moderate bis anstrengende Belastungsstärke zumuten. Bei einer moderaten Belastung gelingt es noch, sich währenddessen zu unterhalten. Schaffen Sie dies nur beschwerlich, ist bereits der nächste Anstrengungsgrad erreicht. Wer schon gut trainiert ist, sollte sich deutlich ins Zeug legen, ohne in die Erschöpfung zu geraten. Wie sich das für Sie anfühlt, müssen Sie selbst erspüren. Orientieren können Sie sich aber an Ihrer Herzfrequenz. Wenn Sie Ihre maximale Herzfrequenz mit 220 Schlägen/Minute minus Lebensalter in Jahren berechnen (je nach Trainingszustand plus/minus zehn Schläge) und den Trainingspuls mit 180 Schlägen/Minute minus Lebensalter, liegt Ihre passende Belastungsfrequenz, mit der Sie Ihr Immunsystem aktivieren, vermutlich etwas über dem Trainingspuls – aber noch deutlich unter der maximalen Herzfrequenz. Beachten Sie Ihr subjektives Belastungsempfinden! (Allgemeine Hinweise zur Belastungssteuerung über die Herzfrequenz finden Sie auch im Kapitel „H wie Herz-Kreislauf-System")

Der Grund für die positiven Effekte von Ausdauersportarten auf das Immunsystem ist die Herz-Kreislauf-Belastung: Die weißen Blutzellen werden aktiviert, die Zirkulation dieser Immunzellen im Blut wird angeregt und bis zu sechs Stunden nach der Belastung auf diesem Aktionsniveau gehalten. Je besser der Trainingszustand wird, umso besser manifestieren sich diese Prozesse. Deshalb ist es auch sinnvoll zu versuchen, die Ausdauerleistungsfähigkeit auszubauen. Es ist davon auszugehen, dass auch Krafttraining Effekte auf die Immunabwehr hat. Studien, die dies aufzeigen, sind allerdings rar, sodass die Wirkungen von Krafttraining auf das Immunsystem nicht eindeutig belegbar sind.

Die animierende Wirkung von Herz-Kreislauf-Training auf das Immunsystem – auch hinsichtlich schwerer Erkrankungen, wie etwa Krebs, ist indes klar nachgewiesen. So ist es hinreichend wissenschaftlich belegt, dass sportlich aktive Frauen, beispielsweise nach einer Brustkrebserkrankung, bessere Heilungschancen haben und länger leben, als inaktive Frauen. Dieser Effekt zeigt sich besonders ausgeprägt auch bei Menschen, die von Darmkrebs betroffen waren. Zusätzlich schützend wirkt bei Sportlern eine beschleunigte Magen-Darm-Passage, weil Giftstoffe schneller abtransportiert werden. Sportler produzieren zudem weniger Gallensäure, da sie meist nicht übergewichtig sind, und ernähren sich oft gesünder. Die positiven Nebeneffekte von Sport generell und insbesondere des Ausdauersports sind also vielfältig.

Extrembelastungen schaden

Dennoch gibt es im Ausdauersport auch Belastungen, die das Immunsystem beeinträchtigen. Ein Marathon beispielsweise setzt den Körper und das Immunsystem unter enormen Stress. Die körperlichen und psychischen Belastungen, verbunden mit den erforderlichen Hormonausschüttungen, um den Event zu bewältigen, führen dazu, dass die Abwehrkraft des Organismus geschwächt wird. Das Training zu steigern, um sich zu verbessern, ist deshalb die eine Sache, die Extrembelastung einzugehen eine andere. Was den Marathon angeht, ist daher das Gesündeste daran, die Vorbereitung darauf.

Es ist nicht ungewöhnlich, dass mancher Sportler nach solch intensiven Leistungen krank wird und für einige Zeit das Bett hüten muss. Dasselbe gilt übrigens genauso für Spitzensportler. Die vielen und hohen Trainingsreize sowie der psychische Druck, vor und während des Wettkampfes, können eine Infektanfälligkeit bewirken. Die Kunst im Spiel mit den Abwehrmechanismen besteht deshalb darin, die richtige Intensität für den Trainingsreiz zu finden, damit die Immunzellen aktiviert werden und der Sportler durch die körperliche Belastung sukzessive auf allen Ebenen gestärkt wird. Ein Indikator für die richtige Belastungsintensität ist die Herzfrequenz.

Dazu kommt, dass die Stresshormone Adrenalin, bei extremen seelischen, und Noradrenalin, bei sehr hohen körperlichen Belastungen, um mehr als das Zehnfache steigen. Anhand des im Blut messbaren Stresshormons Kortisol, das nach der Adrenalinausschüttung gebildet wird, ist der individuelle Belastungsgrad feststellbar. Wenn Kortisol allerdings infolge von Extrembelastungen hochkonzentriert im Blut vorkommt, wirkt es immunsupressiv. Das heißt, es setzt die Abwehrbereitschaft herab. Umso wichtiger ist es daher, dem Organismus genug Zeit zu geben, damit er sich regenerieren kann. Nach intensiven Belastungen reagiert der Körper deshalb über zwei bis drei Tage mit einer verminderten Immunabwehr. Den Zeitraum der Abwehrschwäche bezeichnet man in der Sportmedizin als „open window Effekt". Krankheitserreger haben in dieser Phase leichtes Spiel. „Die Infektanfälligkeit hängt aber zum

Teil auch an der Tatsache, dass die Schleimhautbarriere in den oberen Atemwegen nach hohen Belastungen geschädigt ist", erklärt Professor Wilhelm Bloch vom Institut für Kreislaufforschung und Sportmedizin und Leiter der Abteilung molekulare und zelluläre Sportmedizin an der Deutschen Sporthochschule (DSHS) Köln. Viren und Bakterien können so natürlich viel leichter durch die geschädigten Schleimhäute vordringen.

Nach extremen Belastungen empfiehlt es sich eine Ruhephase einzulegen, damit Sie infektbedingten Trainingsausfällen vorbeugen. Generell sind rechtzeitige und ausreichende Regenerationsmaßnahmen nach körperlicher Aktivität bedeutend und können die trainingsbedingte Immunsupression verhindern. Wer sein Training so plant, dass er die Erholung rechtzeitig einbaut, agiert nach dem Prinzip der optimalen Relation von Belastung und Erholung, wie auch in Kapitel „E wie Entspannung" nachzulesen. Regenerative Maßnahmen, wie etwa Entspannungsbäder und -massagen oder mildes Lauftraining fördern den Wiederherstellungsprozess einer stabilen Immunabwehr.

Ob sich das Training günstig auf die Körperpolizei auswirkt, hängt also durchaus davon ab, inwieweit Sie sich verausgaben. Zunächst veranlasst nämlich jeder motorische Reiz, die Abwehrkräfte aktiver werden zu lassen. Einerseits geschieht dies durch die metabolischen Reize – also die Reize, die durch chemische Prozesse des menschlichen Stoffwechsels die Immunaktivität bei körperlicher Aktivität auslösen. Andererseits durch die mechanische Beanspruchung auf die verschiedenen Gewebe. Beides stimuliert die reparaturfreudigen weißen Blutzellen.

Mit einem gezielten und langsamen Trainingsaufbau im Ausdauersport erreichen Sie schließlich innerhalb von vier Wochen ein wachsames Immunsystem.

Ein Nebeneffekt von sehr hartem Training oder exzessiven Belastungen ist neben den genannten enormen Hormonausschüttungen, dass Eiweiße für den Muskelaufbau gebraucht werden. Da Immunzellen diesen Baustoff jedoch auch benötigen, konkurrieren Immunabwehr- und Muskelzellen bei hoher und langer Muskelarbeit um diese verfügbare Aufbausubstanz. Auch um den Zellaufbau für beide Prozesse zu unterstützen, ist es hilfreich, sich ausgewogen zu ernähren, wie wir es in unserem Ernährungskapitel „E wie Ernährung" empfehlen. Insbesondere wenn klar ist, dass Sie sich entsprechend hohen Belastungen aussetzen wollen, sollte Eiweiß auf dem Speiseplan nicht fehlen.

Der Hals kratzt – was passiert jetzt?

Hat ein Eindringling sich den Weg ins Körperinnere gebahnt, wird der Körper alarmiert: Ob es Viren oder Bakterien sind, die den Organismus nun aufrütteln, ist unerheblich. Das Immunsystem reagiert sofort auf die körperfremden Stoffe. Ist der Erreger ein alter Bekannter, verteidigt sich der Körper gezielt und nutzt bestehende Abwehrprogramme (Antikörper). Eine bestimmte Art weißer Blutzellen, die Lymphozyten, machen die Keime unschädlich, indem sie sich aufopfernd mit ihnen verbinden. Sind genügend Lymphozyten zum Kampf bereit, haben die Störenfriede nur eine kurze Lebensdauer. Müssen jedoch erst zusätzliche Abwehrstoffe gebildet werden, benötigt der Organismus einige Tage bis er sich der Gefahr wirksam entgegenstellt. Gleichzeitig entstehen neue Chancen sich zu schützen: Die produzierten Lymphozyten bilden nämlich noch während des Infektes neue, sogenannte Gedächtniszellen. Sie „erinnern" sich an den Erreger, weshalb der Körper gegen spätere Attacken desselben Angreifers gewappnet ist.

Etwa 20 bis 40 Prozent der Abwehrzellen, die allesamt im Knochenmark entstehen, erlangen ihre spezifische Abwehrfunktion in der Milz, in den Lymphknoten und im Thymus – einem drüsenartigen Organ hinter dem Brustbein. Dabei nimmt der Thymus eine Sonderfunktion ein: Die in der Kindheit produzierten T-Lymphozyten (sog. regulatorische T-Zellen) müssen ein Leben lang ausreichen, denn bereits in der Pubertät vermindert der Thymus seine Aktivität. Ab dem zehnten Lebensjahr wandelt er sich zunehmend in Fettgewebe um, bis der Mensch ab etwa 40 Jahren kaum noch über Lymphgewebe im Thymus verfügt. Dies ist auch ein Grund, weshalb in höherem Alter vermehrt Autoimmunkrankheiten, wie etwa Rheuma, auftreten.

Die restlichen 60 bis 80 Prozent der körpereigenen Abwehr bestehen aus den Fresszellen. Sie sind eine andere Art der weißen Blutkörperchen und greifen Fremdstoffe sofort und analog zu den Lymphozyten an. Sie widmen sich den Quälgeistern mit ihrer besonders einnehmenden Art: Die gefräßigen Blutbestandteile kesseln den Erreger (sog. Antigene) ein, um ihn schließlich von allen Seiten zu zerlegen und abzubauen. Die Abwehr der Fresszellen ist unspezifisch. Das heißt, sie unterscheiden nicht zwischen bekannten oder unbekannten Eindringlingen. Vorbereitet werden sie auf ihre Funktion in Milz und Lymphknoten, aber auch in den lymphatischen Geweben des Dünndarms und des Bronchialgewebes sowie im Harntrakt und in den Tränendrüsen. Allerdings, so ergänzt Professor Bloch: „Diese unspezifischen Abwehrzellen trainieren auch als antigenpräsentierende Zellen das spezifische Immunsystem.“ Konkret heißt das: Die Fresszellen dienen den bereits genannten Lymphozyten (spezifische Abwehrzellen), indem sie ihnen die neuen Eindringlinge zur Begutachtung präsentieren. Hierdurch ist es möglich, dass sich die spezifische Abwehr auch noch auf diese neuen Herausforderungen einstellt. Gelingt dies, verbünden sich die Zellen im Kampf gegen die Körperfeinde. Abermals zeigt sich die geniale Fähigkeit des Organismus, sich immer wieder neu zu adaptieren (anzupassen).

Weiße Blutzellen patroullieren

Die weißen Blutzellen (Überbegriff: Leukozyten) „patrouillieren“ vor allem in den Lymphknoten, in der Milz, den Mandeln, im Dünndarm, im Wurmfortsatz des Blinddarms und in den Schleimhäuten. In den Körpersekreten, wie Speichel oder Nasensekret, befinden sich auch schon Antikörper, die als erstes gegen Viren oder Bakterien kämpfen und so, wie ein erster Schutzwall, Krankheiten abhalten können. Circa 20 Prozent der Lymphozyten rezirkulieren. Das heißt, sie wandern durch das Blut, passieren die Organe und werden wieder an das Blut abgegeben. So ist der Körper gleichmäßig vor Keimen geschützt.

Die im Knochenmark hergestellten Leukozyten entstehen aus den sogenannten adulten Stammzellen. Dies sind Zellen, die dem Menschen lebenslang erhalten bleiben und sich immer wieder neu teilen. Bei der Teilung produzieren sie jeweils eine neue Stammzelle sowie eine weitere Zelle, die sich für eine bestimmte Aufgabe spezialisiert. Eine adulte Stammzelle, die sich noch nicht spezialisiert hat, kann sich an viele unterschiedliche Herausforderungen im Organismus anpassen und infolge dessen verschiedene Aufgaben übernehmen. Wissenschaftler bezeichnen diese Zellen als multipotent. Mit diesem Wort beschreiben Experten die Eigenschaft der Zelle, sich zu verschiedenen Zelltypen zu entwickeln. Zellen, die blutbildend sind und dadurch auch die Immunzellen produzieren, werden hämatopoetische Stammzellen genannt. Sie sorgen dafür, dass die Immunabwehr des Körpers gut aufgestellt ist. Trotzdem unterliegen auch Stammzellen altersbedingten Veränderungen und ihre Vitalität und Einsatzkraft nimmt mit dem Alter ab. Es ist einen Versuch wert, auch diesem Prozess, mittels Ausdauersport, entgegenzuwirken.

Abwehr verändert sich und ist veränderbar

Das Immunsystem ist also nicht ein Leben lang gleich stark. Die Fähigkeiten, die sich die spezifische Abwehr in den Jahren nach der Geburt eines Menschen aneignet, vermindern sich mit zunehmendem Alter. Die angeborene unspezifische Abwehr, die vor allem Tumorzellen erkennt und angreift, ist nicht mehr so wirkungsvoll. Die Signalübertragung, zwischen unspezifischer und spezifischer Abwehr, verschlechtert sich. Die Gedächtniszellen nehmen zwar zu, andere wichtige Lymphozyten nehmen jedoch ab. Infektionen oder Krebszellen haben wegen dieser Dysbalancen größere Chancen sich auszubreiten. Entgegenwirken kann man diesen Prozessen mit einer gesunden Ernährung und einem regelmäßigen, individuell dosiertem Sportprogramm. Und selbst wenn es zu einer schweren Erkrankung wie Krebs kommt, kann Sport vor einer Neuerkrankung schützen. Insbesondere von Brust-, Darm-, und Prostatakrebs, ist bekannt, dass regelmäßiges und gezieltes Training die Rate für Rezidive senkt.

Belegt wurde die gegen Krankheit präventive Wirkung von Sport auf das menschliche Immunsystem u.a. in einer Studie der Deutschen Sporthochschule (DSHS) Köln und der Uniklinik Köln (Klinik I für Innere Medizin). Darin hat sich gezeigt, dass sich Sport auf den Körper entzündungshemmend auswirkt. Die Kölner Forscher konnten nachweisen, dass intensive, regelmäßige sportliche Betätigung zu einem Anstieg von entzündungshemmenden Immunzellen, den sogenannten regulatorischen T-Zellen führt.

Dies entspricht den bereits erwähnten Lymphozyten des Thymus, die sich normalerweise mit zunehmendem Alter reduzieren. Im Rahmen der Studie untersuchten die Forscher Blutproben von jungen Eliteathleten – unter anderem auch der deutschen Hockey-Olympiamannschaft – und verglichen diese mit Proben von jungen und gesunden, aber untrainierten Probanden. Die Analyse der Daten ergab, dass die Frequenz der regulatorischen T-Zellen in Abhängigkeit von der körperlichen Fitness der Probanden zunahm. Diese Ergebnisse legen den Schluss nahe, dass körperliche Aktivität durch eine Steigerung regulatorischer T-Zellen entzündungshemmende Effekte erzielt.

„Viele Erkrankungen in den Industrieländern, wie z.B. Herz-Kreislauf-Erkrankungen, Krebs und Diabetes, entstehen unter anderem infolge chronischer Entzündungsprozesse“, sagt Sportmediziner Bloch. Seit längerem sei bekannt, dass körperliche Inaktivität und Übergewicht chronische Entzündungsprozesse förderten. Ein gesunder Lebensstil mit sportlicher Betätigung wirke indes vorbeugend, so Bloch. „Die dem zugrunde liegenden biologischen Mechanismen sind bisher nur teilweise bekannt. Die Forschungsergebnisse der Studie tragen daher entscheidend zum Verständnis der positiven Effekte körperlicher Aktivität für die Gesundheit des Menschen bei“, erklärt der Professor.

L wie Laufen

Laufen oder Joggen ohne Extreme

Laufen ist für den Menschen das, was für den Fisch das Schwimmen ist und für den Vogel das Fliegen – es ist seine natürliche Bewegungsform. Die Faszination des Laufens beginnt für viele Sportler mit dem ersten Schritt und kann mehrere Kilometer andauern, ohne es gleich bis zum Marathon durchhalten zu müssen. Der Flow-Zustand, von dem Aktive oft nach einem kilometerlangen Lauf zu sich selbst erzählen, ist durchaus ein erstrebenswerter Zustand. Da fühlt sich Laufen an, wie ein Stück Freiheit, mancher schwebt über den Boden und ist ganz bei sich – Gedanken fließen, Ideen sprießen. Ja, das ist es, was das Laufen oder Joggen ausmachen kann, den Marathon oder den Halbmarathon brauchen Sie dafür aber nicht. Sie schaffen das genauso gut und auf gesünderen Wegen mit geringeren Belastungen. Wenn Sie sich beim Joggen zwei- bis dreimal pro Woche ein Pensum zwischen 30 bis 60 Minuten vornehmen, tun Sie sich und Ihrem Körper viel Gutes. Kombiniert mit einem Krafttraining, sind Sie auch vor möglichen Gelenkbeschwerden geschützt. Lassen Sie sich gegebenenfalls von Ihrem Arzt beraten.

Allerdings ist nicht jeder gleich in der Lage 30 Minuten federnd durch den Wald zu joggen. Lassen Sie sich deshalb von uns den Weg zeigen, wie Sie Ihr persönliches Ziel erreichen können. Vielleicht entdecken Sie für sich überdies noch eine Variante zum klassischen Lauftraining.

Walking – der Einstieg für den Neuanfang

In seinen Anfängen, Mitte der Achtziger Jahre, wurde Walking als sportliches „Spazierengehen" noch von vielen belächelt. Inzwischen ist es jedoch zu einer eigenständigen Sportart geworden. Sei es als individuelle sportliche Vorliebe oder als Basis für spätere intensivere Laufeinheiten – wie Power-Walking, Nordic-Walking oder Joggen –, Walking hat seinen Platz im Freizeitsport gefunden. Auf Power-Walking gehen wir im Folgenden noch ein, das außerdem bekannte Nordic-Walking, mit den begleitenden Stöcken als Trainingsgerät, ist eine ebenso interessante Variante des Ausdauertrainings. Die Technik hierfür sollten Sie sich in einem speziellen Kurs unter fachgerechter Leitung aneignen. Bei der Auswahl des richtigen Trainingsgerätes bis hin zur viel komplexeren Walking-Technik, ist eine individuelle Beratung empfehlenswert. Beim einfachen Walking haben Sie es hier viel leichter.

Wer nicht Joggen kann, weil Knie oder Rücken danach schmerzen, wer keine Lust zum Fahrradfahren hat, weil nach längerem Sitzen, das Gesäß weh tut und wer auch dem kühlenden Nass im Schwimmbad nichts abgewinnen kann, ist mit Walking bestens beraten. Kennzeichnend für den typischen Walker sind der aufrechte Gang, der damit verbundene vorwärts gerichtete Blick, die unter Krafteinsatz geführte Armbewegung und schließlich die kraftvollen zügigen Schritte – bei einer Frequenz von 100 bis 130 Schritten pro Minute. Mithilfe Ihres Fitnessarmbandes oder Ihrem Schrittzähler auf dem Smartphone prüfen Sie, ob Sie die richtige Frequenz einhalten. Wenn Ihre körperlichen Voraussetzungen für Ihre Aktivität der begrenzende Faktor sind, dann bietet Walking eine gute Alternative zu anderen Ausdauersportarten an der frischen Luft oder auf dem Laufband.

Beim Walking bewegen Sie Ihre Gelenke schonend, stärken Ihre Muskulatur und Ihr Herz-Kreislauf-System. In der Gruppe oder mit Partner ist es mühelos möglich, sich beim Walken zu unterhalten, ohne außer Atem zu geraten. Der bei Joggern so geschätzte Waldboden ist für das Walken zwar ebenso angenehm, aber nicht unbedingt nötig. Sie können Ihr Walk-Training deshalb von der ersten Sekunde starten, egal von wo Sie loslaufen. Eine kurze Dehneinheit lässt sich somit noch direkt einfügen, bevor Sie Ihre Räumlichkeiten verlassen. Am Ende Ihres Rundgangs dehnen und entspannen Sie sich ebenso wieder in den eigenen vier Wänden.

Walking eignet sich aufgrund der genannten Eigenschaften sehr gut als Einstiegssportart für Menschen, die sich gerne mehr bewegen und ihre Ausdauer trainieren möchten, die aber mit Jogging überfordert wären. Gründe, weshalb Joggen als Herz-Kreislauf-Training zunächst ungeeignet ist, könnten die besagten Gelenkprobleme, ein gering ausgeprägter Trainingszustand oder auch Übergewicht sein. Das schnelle sportliche Gehen ist auch zum Schutz von Knochen und Gelenken bei Arthrose und Osteoporose sowie bei Venenproblemen hervorragend geeignet. Die Bein- und Gesäßmuskulatur wird gestärkt und die Rumpfmuskulatur beansprucht. Der Muskeltonus, also die Muskelspannung, erhöht sich so bei regelmäßigem Training auch im Alltag.

Als idealer Gesundheitssport eignet sich Walking auch für die Rehabilitation nach Fuß-, Knie- oder Rückenoperationen. Für Freizeit- und Leistungssportler, die später wieder Joggen wollen, ist Walking daher eine gängige Reha-Maßnahme. Walking hilft zudem bei starken Rückenbeschwerden, auch in Verbindung mit den Bandscheiben, muskuläre Probleme zu lindern oder zu beheben. Ein Grund dafür ist, dass die Körperspannung, und die damit verbundene gelenkstabilisierende Wirkung der Muskeln, beim Walken leichter aufrechterhalten werden kann als beim Joggen. Beim Walking entfällt das starke Abfedern des eigenen Körpergewichts, weil die Füße einen längeren Bodenkontakt halten als beim Joggen. Durch den gemäßigteren Schritt können Sie außerdem die Grundspannung in der Körpermitte besser wahrnehmen und eher aufrecht erhalten. Eventuellen Fehlhaltungen wirken Sie so aktiv entgegen. Zum Beispiel dem Vorschieben des Bauches und der damit verbundenen übermäßigen Lendenlordose (Hohlkreuz) – eine der häufigsten Ursachen für Rückenschmerzen nach dem Joggen.

Die richtige Technik

Die Walking-Technik lädt sie dazu ein, einfach loszugehen. Wenn Sie unsere Hinweise beachten, ist der Einstieg ins Walken auch ohne weitere individuelle fachliche Betreuung leicht umsetzbar und risikoarm. Sie starten aufrecht gehend, mit gestreckter Brustwirbelsäule und vorwärts gerichteten Blick. Denken Sie an die Anspannung von Bauch- und Gesäßmuskulatur. Bleiben Sie locker im Nacken- und Schulterbereich. Ihre Arme schwingen in der normalen Gangbewegung im Schultergelenk locker mit, der Winkel in den Ellenbogengelenken beträgt mindestens 90 Grad. Die Hände bleiben locker geöffnet oder geschlossen. Fest geschlossene Fäuste deuten darauf hin, dass Sie verkrampft sind.

Während der Vorwärtsbewegung des jeweiligen Beines, sollte das Knie immer leicht gebeugt bleiben. Also, niemals mit einem Bein unkontrolliert nach vorne kicken, da Sie Ihrem Kniegelenk ansonsten mit jedem Schritt einen Schlag versetzen würden. Die Abrollbewegung des Fußes erfolgt von der Ferse über die Fußsohle zu den Zehen, bis über den großen Zeh. Drücken Sie sich mit den Fußspitzen kräftig vom Boden ab. Versuchen Sie sich auf „leisen Sohlen" zu bewegen. Wer seine Füße leise auf den Boden aufsetzt und bewusst abrollt, setzt seine Fuß- und Beinmuskulatur aktiv ein. Stellen Sie sich vor, Sie folgen mit Ihren Füßen einer geraden Linie, so erreichen sie, dass Ihre Füße beim Gehen in die richtige Richtung „schauen". Atmen Sie durch die Nase ein und durch den Mund aus. Finden Sie einen gleichmäßigen, an Ihre Belastung angepassten Rhythmus.

Sie werden bald merken, dass Walking von den Jahreszeiten weitgehend unabhängig ist. Es gibt für jedes Wetter die richtige Kleidung und gelenkschonender Waldboden als Untergrund ist schön, muss aber nicht sein. Mit den richtigen Schuhen gehen Sie auch auf festem Untergrund gesund: Im Sport-Fachhandel gibt es spezielle Walkingschuhe zu kaufen. Diese sind an den Zehen und an der Ferse abgerundet. Sie sollten eine durchgehende Dämpfung im Vor- und Rückfußbereich haben. Die Hersteller bieten vorrangig dunkles und wasserdichtes Material an. Walking ist eine Sportart, die Sie ganzjährig betreiben können, weshalb diese speziellen Materialeigenschaften beim

Training unter allen Witterungsbedingungen trockene Füße gewährleisten. Die Seitenstabilität ist je nach Trainingsuntergrund wichtig und kann den Fuß bei Unebenheiten davor schützen umzuknicken. Generell sind die Schuhe aber für alle Untergründe geeignet. Die robuste und dicke Sohle ermöglicht eine gute Druckverteilung und lässt den Walker auch über kurze Schotterwege bequem laufen.

Vom Walking zum Jogging? Sie schaffen das!

Frustrationserlebnisse, wie Sie beim Trainingseinstieg beim Joggen – allein oder in der Gruppe – mitunter oft zu erleben sind, bleiben aus. Mit Walking schaffen Sie sich eine Grundlagenausdauer, die Sie irgendwann auch zum Joggen hinführen kann:

1.) Überlegen Sie sich zunächst, welche Walking-Strecke für Sie die geeignete sein könnte. Anfangs empfiehlt es sich ebene Wege zu wählen, die bestenfalls kleine Steigungen bieten. Trainieren Sie wenigstens zweimal pro Woche und planen Sie zunächst 30 Minuten Laufzeit ein. Nehmen Sie sich außerdem vorher und nachher jeweils fünf Minuten Zeit zum Dehnen von Beinen-, Brust- und Rückenmuskeln.

2.) Steigern Sie in den Trainingseinheiten die Zeiteinheit jeweils um zwei bis fünf Minuten, bis Sie bei einer Stunde Trainingszeit angekommen sind. Wie schnell Sie sich steigern, entscheiden Sie anhand Ihres persönlichen Belastungsempfindens. Denken Sie auch an die Schrittfrequenz zwischen 100 bis 130 Schritten pro Minute. Wer mit 100 Schritten/Minute angefangen hat kann sich auch erst einmal langsam bis auf 130

Schritte steigern, bevor er die Walking-Zeit erhöht. Erhöhen Sie nicht die Schrittlänge, sondern stets die Schrittfrequenz.

3.) Sobald Sie eine Walking-Stunde schaffen, wählen Sie zunächst einen Weg der mittlere oder stärkere Anstiege bietet.

4.) Dann gehen Sie zum Powerwalking über, indem Sie Ihre Schrittfrequenz auf mehr als 130 Schritte pro Minute erhöhen. Eventuell schaffen Sie es nun nicht mehr, die volle Stunde zu walken. Versuchen Sie entweder dieses Zeitziel wieder zu erreichen oder wechseln Sie ab 45 Minuten Powerwalking in die fünfte Belastungsstufe, die Sie zum Joggen hinführt. Beachten Sie nur, dass sich zuvor auch Ihr Trainingspuls angepasst hat, den sie mit der Formel 180 Schläge minus Lebensalter berechnen. So, wie wir es im Kapitel „H wie Herz-Kreislauf-System" beschrieben haben.

5.) Sie teilen nun Ihren Lauf in Walking und Jogging ein. Beginnen Sie nach einer kurzen Dehneinheit mit fünf Minuten walken und schließen Sie dann – je nach Leistungsstand – einen drei- bis fünfminütigen Dauerlauf an. Die Gesamtlaufzeit beträgt 30 bis 40 Minuten. Je nach Leistungsstand können Sie die Walkingintervalle auch auf beispielsweise zwei Minuten reduzieren, so verringern Sie jedoch auch die Pausen zwischen den anstrengenderen Laufeinheiten. Durch das vorherige regelmäßige reine Walkingtraining haben Sie sich eine gute Grundlagenausdauer geschaffen, sodass Sie der Anforderung sicherlich gewachsen sind.

Setzen Sie auch bei dieser Trainingsform auf Ihren Fitness-Tracker, der Ihren Puls misst (s. Kapitel „H wie Herz-Kreislauf-System: Trainingspuls ermitteln"). Anhand Ihrer Pulsfrequenz erkennen Sie, ob Sie über-, unter- oder genau richtig gefordert sind. In jedem Fall gestalten Sie Ihr Walkingtraining vielseitiger und beanspruchender. Die Gefahr beim Walken ins Spazierengehen abzudriften besteht so auch nicht mehr. Steigungen bewältigen Sie bei dieser Trainingsform anfangs am besten noch im Walken. Mit zunehmender Übung erhöht sich die Laufzeit, während die Walkingintervalle konstant bleiben. Bei zweimaligem Training pro Woche steigern Sie die Laufzeit nach Ihrem persönlichen Belastungsempfinden. Sie erhöhen dann pro Woche um ein bis zwei Minuten pro Laufintervall. Langfristig reduzieren Sie Ihre Walkingintervalle, bis Sie irgendwann nur noch Joggen. Denken Sie dann daran, auch Ihre Laufschuhe anzupassen. Lassen Sie sich im Sportfachgeschäft individuell beraten. Vielfach wird eine Laufanalyse angeboten, anhand derer eine Empfehlung für den Trainingsschuh möglich ist.

Mit dieser Vorbereitung ist der Weg zum Joggen um ein Vielfaches erleichtert oder einfach mit dem Walking eine Sportart entdeckt, die für jeden gesunden Menschen in jeder Altersgruppe bedenkenlos geeignet ist. Wenn Sie ausschließlich beim Walken bleiben wollen, können Sie die Anforderung auch erhöhen, indem Sie sich kleine Hand- und oder Fußgewichte von 0,25 bis zu einem Kilogramm umschnallen. Aber auch hier heißt es vom Leichten zum Schweren, also nicht gleich alle vier Extremitäten bestücken. Erst, mit leichteren Gewichten, die Arme oder Hände; dann, mit zunehmender Übung und zunächst geringem Gewicht, die Füße. Das Wichtigste, was

Ihnen dieser Trainingseinstieg durch Walking beschert: Der sportliche Beginn bleibt angenehm und frei von der Angst, mit der ersten Trainingseinheit die schmerzliche Quittung für viele träge Jahre zu erhalten.

Noch ein Hinweis: Die Trainingseffekte des Laufens auf das Herz-Kreislauf-System sind am Ende dieselben wie beim Schwimmen, beim Fahrradfahren oder beim Langlauf, der Flow kann sich auch bei diesen Sportarten einstellen. Jogging ist deshalb, was die Trainingseffekte angeht, nicht besser oder schlechter als andere Sportarten – aber es ist pur. Es ist das Einfache, was das Laufen ausmacht: flugs in die Trainingsklamotten steigen, Turnschuhe anziehen, Tür auf, Luft schnuppern und schon sind Sie auf dem Weg in ein aktives Leben.

M wie Muskulatur und Muskelkater

Muskeln – die Kraftpakete des Körpers

Um die Muskulatur, ihre Effekte auf die Physis und das Eigenleben des Muskelgewebes besser zu verstehen, erhalten Sie hier die wichtigsten Informationen rund um die über 650 Kraftpakete, die Ihr Körper beherbergt. Dabei tauchen Sie teilweise hinab, in sportwissenschaftliche Tiefen. Kein ganz leichtes Thema also, aber eines, bei dem Sie nach der Lektüre auf einem besonderen Level mitreden können.

Sämtliche Muskeln, die unser Skelett umgeben, sind durch zahlreiche Nervenbahnen mit dem zentralen Nervensystem (Gehirn und Rückenmark) verbunden. Die in der Skelettmuskulatur verzweigten motorischen Nervenfasern münden als sogenannte Endplatte in den Muskel. Sie innervieren (aktivieren) und erwecken die Muskulatur und damit das Knochengerüst und dessen Gelenke zum Leben: Über Sehnen und Bänder sind die Muskeln mit dem Knochen verbunden. Sie überziehen die Gelenke, setzen am Knochen an und ermöglichen durch ihren Krafteinsatz die Gelenkbewegungen. Knochen, Sehnen, Bänder, Gelenke und Knorpel machen in diesem System den sogenannten „passiven“ Teil des Bewegungsapparates aus. Die Muskulatur wird hingegen als „aktives“ Element des Bewegungsapparates bezeichnet. Die Skelettmuskulatur gewährleistet den aufrechten Gang und ist ein unentbehrlicher Stoßdämpfer für das menschliche Knochengerüst. Sie fängt Belastungen ab, die auf den passiven Bewegungsapparat einwirken.

Damit schützt und unterstützt eine starke Muskulatur Ihren Körper bei jeder Beanspruchung. Zum Beispiel, wenn eine Last auf den Körper wirkt – wie etwa beim gleichmäßig verteilten Tragen von Gepäck; aber genauso auch, wenn überraschend Kräfte auftreten, wie etwa bei einem Sturz, der reflektorisch (reflexartig), abgefangen wird. Außerdem ist der Mensch mit Hilfe seiner Muskulatur in der Lage, seinem Bewegungsdrang in vielen Lebenssituationen nachzugehen: Bei der Gartenarbeit, beim Herumtoben mit den Kindern, bis hin zur gezielten sportlichen Betätigung, wie beim Laufen, Fitnesstraining oder beim Fußballspielen. Kurzum, eine gut ausgeprägte und sinnvoll trainierte Muskulatur hilft Ihnen dabei, die sogenannten fünf motorischen Hauptbeanspruchungsformen, Kraft, Ausdauer, Flexibilität (Beweglichkeit), Koordination und Schnelligkeit, im Alltag umzusetzen. Je effektiver Ihre Muskulatur ausgebildet ist, umso besser erfüllt sie ihre Stütz- und Halteaufgabe sowie ihre Fähigkeit, Hindernisse zu überwinden. Ihre Muskeln beeinflussen, wie gut Sie eine der fünf motorischen Hauptbeanspruchungsformen in einer Situation abrufen können.

Drei Grundformen der Kraft

Bei den zuvor genannten Bewegungsbeispielen aus dem Alltag aktiviert der Betroffene unterschiedliche Muskelgruppen, spricht differenzierte Muskelfasern an und bedient sich verschiedener Kraftformen. Die im Freizeitsport relevanten Grundformen der Kraft sind die Maximalkraft, die Kraftausdauer und die Schnellkraft. Jeder Mensch verfügt über ein bestimmtes Potential dieser verschiedenen Kraftformen. Sie sind jedoch individuell unterschiedlich stark ausgeprägt und hängen vom jeweiligen Trainingszustand ab. Auch in den verschiedenen Muskelgruppen sind die Grundformen der Kraft unterschiedlich ausgeprägt – in jedem Fall sind sie trainierbar, was bedeutet, dass sie aufgebaut werden können.

Maximalkraft stellt die Kraft dar, die ein Sportler maximal mit einem Körperteil oder mit dem gesamten Körper entfalten kann. Die Kraft, die ein Gewichtheber maximal entfalten kann, ist beispielsweise mit Sicherheit größer als die des Marathonläufers. Dennoch ist dem Marathonläufer seine individuelle Maximalkraft nicht zu nehmen, denn natürlich kann auch er seine Muskulatur maximal belasten und ein bestimmtes Höchstgewicht stemmen. Wenn er eine höhere Maximalkraft entfalten wollte, müsste er diese Kraftform speziell trainieren.

Die Maximalkraft ist also individuell unterschiedlich ausgeprägt und sie ist jederzeit ausbaufähig. Ebenso sieht es mit der Kraftausdauer aus. Sie zeigt, inwiefern ein Muskel oder eine Muskelgruppe fähig ist, Bewegungsabläufe über einen möglichst langen Zeitraum durchzuhalten. Ihre Ausprägung offenbart sich beispielsweise bei geübten Läufern. Und zwar je nachdem, wie lange sie dazu in der Lage sind, immer wieder einen Fuß vor den anderen zu setzen, ohne muskulär zu ermüden. Der Marathonläufer verfügt deshalb in den Beinen sicher über eine besser entwickelte Kraftausdauer, als der Gewichtheber, der sich keinesfalls in demselben Maß mit Dauerlaufen beschäftigt. Das dritte Basiselement der Kraftformen ist die Schnellkraft. Sie ist wichtig für alle Bewegungsabläufe, bei denen Widerstände schnell bzw. in einer vorgegebenen Zeit ausgeübt werden sollen, zum Beispiel beim Tennis oder beim Sprinten. Auch die Schnellkraft ist trainierbar, worauf wir im Folgenden noch eingehen werden.

Muskelfasern haken sich ein, mal schnell mal langsam

Weiterhin unterscheiden sich die Muskelgruppen in die verschiedenen Fasertypen der Muskeln – und hier geht's jetzt in die versprochenen Tiefen der Sportwissenschaft: Die Fasern der Skelettmuskulatur entstehen durch die Verschmelzung von Muskelzellen. In den Fasern finden sich die kontraktilen Elemente, die sogenannten Myofibrillen. Diese Elemente bestehen aus Eiweißstrukturen und sind für die Muskelanspannung (Muskelkontraktion) zuständig. Die Myofibrillen werden wiederum in zwei unterschiedliche Eiweißelemente unterteilt, die einander ergänzen. In der Sportwissenschaft sind sie bekannt als Aktin- und Myosinfilament. Bei der Muskelkontraktion bewegen sich diese Elemente im gesamten Muskel aufeinander zu. Dabei hakt sich das Myosinfilament in das Aktinfilament ein. Die Muskelanspannung funktioniert dabei nach dem „Alles-oder-Nichts-Prinzip".

Man kann sich dementsprechend gut vorstellen, wie diese kontraktilen Elemente ineinander verschlungen sind, wenn ein Muskel stark verspannt ist. Nun leuchtet es auch ein, weshalb Dehnungsübungen, Lockerungsübungen und leichte Bewegungen mit geringem Widerstand störende Verspannungen lösen können: Dehnung zieht die Elemente sanft auseinander; Lockern und Bewegen aktiviert die verhakten Strukturen; alles zusammen fördert die Durchblutung.

Und dann gibt es da noch die verschiedenen Fasertypen im Muskel. Es handelt sich dabei um Muskelfasern, die sich langsam und schnell zusammenziehen (kontrahieren). Die Fasern, die nur langsam kontrahieren, sind ausdauernd und reich an Myoglobin und Mitochondrien. Myoglobin und Mitochondrien sind Elemente, die für den aeroben Stoffwechsel verantwortlich sind – somit also für die Sauerstoffversorgung des Muskels. Mitochondrien werden wegen ihrer besonderen Bedeutung für den Fettstoffwechsel auch „Kraftwerke der Zelle" genannt. Der Sportler benötigt sie vor allem in Muskelgruppen, die über eine hohe Kraftausdauer verfügen – Muskeln also, die über einen längeren Zeitraum gleichbleibende Leistung erbringen sollen. In der Sportwissenschaft werden Fasertypen mit dieser Eigenschaft als „rote" Fasern oder „Typ-I-Fasern" bezeichnet. Sie kommen zum Beispiel vermehrt in der Beinmuskulatur des genannten Marathonläufers oder eines geübten Freizeit-Joggers vor.

Muskelfasern, die sehr schnell kontrahieren, werden beispielsweise beim Gewichtheben benötigt, aber auch beim Sprinten oder bei Kampfsportarten. Sie können eine Bewegung zwar beschleunigen, aber sie ermüden leichter. Sie werden als „weiße" Muskelfasern oder „Typ-II-Fasern" bezeichnet. Sie sind vor allem gefragt wenn es um kurze und intensive Belastungen geht. Die Unterscheidung der Fasern anhand der Farbe hängt davon ab, wie viele Mitochondrien und vor allem wie viel Myoglobin dem jeweiligen Muskel innewohnen. Viele Mitochondrien und viel Myoglobin sorgen in den roten Fasern für viel Sauerstoff und ermöglichen so die Energiebereitstellung über Fette. Myoglobin wirkt überdies als roter Farbstoff. Sein häufiges Vorkommen lässt die Muskelfasern in einem farblich stärkeren Rot erscheinen als die Muskeln mit mehr weißen Fasern. Diese Typ-II-Fasern befinden sich in Muskeln, die eine Leistung eher kurzzeitig, aber dafür schnell erbringen müssen. Sie benötigen entsprechend schnell verfügbare Energielieferanten, das sind Phosphate (Phosphat ist ein Mineralstoff und wird beispielsweise über Getreide oder Milchprodukte aufgenommen) oder Kohlehydrate (Glucose), siehe Kapitel „E wie Ernährung: Kohlehydrate für körperliche Leistung", die im Muskel direkt verfügbar sind.

Damit die weißen Fasern ihrer Bestimmung gerecht werden, müssen sie vermehrt mit Myofibrillen ausgestattet sein. Sie brauchen also viele der bereits genannten kontraktilen Eiweißelemente, die Aktin- und Myosinfilamente, und benötigen weniger Mitochondrien und Myoglobin. Das heißt gleichzeitig: Wer viele kontraktile Elemente hat, hat mehr Muskelfasern zu bieten und kann mehr Kraft entwickeln. Also hat er zugleich eine höhere Maximalkraft als ein Sportler mit weniger Muskelfasern.

Grundsätzlich ist jeder Mensch mit Fasern des Typs I und II ausgerüstet. Welche Art der Fasern vorherrscht ist teilweise genetisch bedingt. Allerdings: Durch ein entsprechendes Training, kann die Entstehung oder Umwandlung der jeweiligen Muskelfasern beeinflusst werden. Beginnen Sie beispielsweise ein Krafttraining mit dem Ziel, Muskulatur aufzubauen, wird sich dies auf Ihre Maximalkraft auswirken – sie wird sich steigern und damit wohl auch eher die Anzahl der Typ-II-Fasern.

Kraftformen sind trainierbar

Und nun sind wir beim Training der verschiedenen Kraftformen angelangt:

Maximalkrafttraining – hierdurch erzielen Sie den Kraftaufbau am schnellsten. Sie erreichen damit, dass sich der Querschnitt Ihrer Muskulatur erweitert. Kurzum: Der Muskel wird dicker. Am besten funktioniert dies durch dynamisches Krafttraining. Im Fitness-Studio wählen Sie dafür am entsprechenden Gerät ein Gewicht, das Sie acht bis zwölf Mal bewegen können. Nach einer Pause von circa zwei Minuten wird dieser Vorgang wiederholt. Mindestens drei bis maximal fünf Serien sind empfehlenswert. (Auch im Kapitel „F wie Fitness-Studio: Trainingsplanung im guten Fitness-Studio" gehen wir auf diesen Aspekt ein.) Wenn Sie die Übungen nun möglichst schnell durchführen, ohne bei der Bewegungsausführung zu schummeln, trainieren Sie gleichzeitig Ihre Schnellkraft. Und: Sie können, wie erwähnt, einen Teil Ihrer Muskelfasern in schnellkräftige Typ-II-Fasern umwandeln.

Achten Sie aber stets darauf, dass Sie die Bewegungsabläufe beim Krafttraining qualitativ gut ausführen. Gerade, wenn Sie die Übungen schnell absolvieren kann sich Nachlässigkeit einschleichen und es zu unbewusstem Schummeln kommen. Bleiben Sie also konzentriert bei der Sache und Sie werden bald Kraftzuwächse verzeichnen, die Sie wiederum unbedingt zu höheren Gewichten verleiten sollten. Denn: Anpassungsprozesse laufen im Organismus nur ab, wenn Sie sich immer wieder steigern und damit neuen und leicht überschwelligen Reizen aussetzen. Der Muskel will gefordert werden, damit er einen

Anreiz hat sich zu entwickeln. Die Betonung liegt dabei aber auf „leicht" überschwelligen Reizen, damit Sie Ihre Muskeln aufbauen. Andernfalls besteht das Risiko, dass Sie sich selbst schädigen. Kurzfristige oder dauerhafte Überlastung kann zu Muskelkater, Zerrungen, Muskelfaserrissen oder Gelenkschäden führen.

Im Muskel vollzieht sich durch leicht überschwellige Trainingsreize eine Adaptation (Anpassung). An den Muskelfasern wird ein solcher Reiz als intensiver Impuls wahrgenommen. Das führt wiederum dazu, dass Eiweißstrukturen zunächst abgebaut werden, um dann in der Regenerationsphase wieder vermehrt aufgebaut zu werden. Es kommt zur sogenannten Muskelhypertrophie, oder anders ausgedrückt: der Muskel erweitert seinen Querschnitt – er wird dicker. Tritt dann der nächste Trainingsreiz ein, verteilt sich dieser auf eine größere Zellmasse und ist somit für die Muskulatur leichter zu bewältigen. Ist dies erreicht, kann man die Belastungsintensität erhöhen. Nach etwa sechs bis acht Wochen bei zwei- bis dreimaligem Training pro Woche zeigen sich die ersten Erfolge – Ihre Maximalkraft hat sich verbessert und die Schnellkraft auch!

Die Kraftausdauer trainieren Sie im Fitness-Studio mit wesentlich leichteren Gewichten. Sie sollten 25 Wiederholungen bei drei bis fünf Serien, idealerweise im Zirkeltraining, an den jeweiligen Geräten schaffen. Sie trainieren die Kraftausdauer der Beine jedoch auch durch Laufen in der Natur, auf dem Laufband, dem Fahrrad oder auf dem Stepper. Crosstrainer und Rudergeräte ermöglichen die Kombination von Kraftausdauertraining für Arme und Beine. Außerdem erreichen Sie mit dem Training auf Ausdauergeräten oder in der Natur auch tolle Effekte für Ihr Herz-Kreislauf-System, s. Kapitel „H wie Herz-Kreislauf-System“.

Muskelkater – ein Trainingsbegleiter?

Muskelkater ist die unangenehme Konsequenz, die fast jeder kennt, der sich ungestüm und übermotiviert auf eine bewegungsintensive Zeit eingelassen hat. Sei es der Trainingsstart nach dem Urlaub, die periodisch wiederkehrende Gartenarbeit, die lang geplante Fahrradtour oder einfach der Einstieg in eine neue Sportart – die Aktivität wirkt sich spürbar aus. Was früher noch als Maßstab für die Qualität der vergangenen Trainingseinheit galt, ist nach heutigen Erkenntnissen in die Kategorie der leichten Verletzungen einzustufen. Muskelkater tritt nach ungewohnten oder besonders intensiven Belastungen auf und erlangt üblicherweise 24 bis 48 Stunden nach der Belastung seine maximale Ausprägung. Dauern kann Muskelkater bis zu einer Woche. Die betroffene Muskulatur ist hart, geschwollen und kraftlos. Der Sportler fühlt sich unbeweglich, seine Muskeln schmerzen bei Druck und Bewegung. Erwartungsgemäß haben die meisten Aktiven nach einer langen Trainingspause mit dem Muskelkater als sportliche Nachwirkung zu kämpfen. Beginnen Sie deshalb nach einer längeren Pause nicht direkt mit dem Gewicht der letzten Trainingseinheit. Steigen Sie besser eine Stufe tiefer ein und tasten Sie sich im Laufe der nächsten drei bis vier Trainingseinheiten wieder an die alte Leistung heran. Erst dann können Sie davon ausgehen, dass Leistungssteigerungen im Ergebnis schmerzfrei bleiben.

Besonders typisch ist der Muskelkater nach sogenannten exzentrischen Belastungen. Also nach Bewegungen, die von der Muskulatur abgebremst wurden – wie beispielsweise beim Bergabgehen. Hierbei wird von der einzelnen Muskelfaser oft mehr Kraft abverlangt, als dies bei normalen Kraft überwindenden Arbeiten der Fall ist. Weil nun die einzelne Faser eine Last zu bewältigen hat, die sie nicht tragen kann, ist die Verletzungsgefahr groß. Der zunächst entstandene Schaden ist jedoch so gering, dass man noch keine Schmerzen fühlt. Das Einzige was der Sportler vorerst bemerkt, ist ein Kraftverlust in der betroffenen Muskulatur, da nicht mehr alle Muskelfasern optimal arbeiten. Die zerstörten Strukturen im Muskelinneren müssen abgebaut werden, wodurch es zur Schwellung im Gewebe kommt. Außerdem setzt der Körper schmerzauslösende Substanzen frei, die dem Sportler vermitteln: „Achtung! Hier hat jemand übertrieben!" Die betreffenden Schmerznerven werden gereizt, wodurch wiederum reflektorisch Verspannungen auftreten, die ihrerseits die Beschwerden noch verstärken. Was der Sportler am Ende dieser Wirkungskette spürt, ist der Muskelkater.

Dennoch können Sie Ihre Fasern auch überlasten, wenn Sie den Berg hinaufgehen oder andere hohe Kräfte auf die Muskulatur wirken. Dann nämlich, wenn der Muskel konzentrisch (Kraft überwindend) arbeiten muss. Nach solchen Belastungen sind besonders die Muskeln gepeinigt, die für die jeweilige Anforderung am schlechtesten trainiert sind. Der Trainingszustand zeichnet sich hierbei nicht allein durch die Muskelmasse aus, sondern vor allem auch durch die Qualität in der die Muskelgruppen zusammenarbeiten. Man spricht hier von der intermuskulären Koordination. Unter Ermüdung ist die intermuskuläre Koordination verschlechtert und kann auf diese Weise auch zur Überlastung einzelner Muskeln und deren Fasern führen. Das ist nicht nur für Freizeitsportler relevant, das betrifft durchaus auch Hochleistungssportler. Sie sind vor allem nach Wettkämpfen von Muskelkater betroffen. So kann es sein, dass etwa ein Hockeyspieler nach einem Turnierwochenende mit starker Laufleistung während des Spieles, den „Kater" in seiner Beinmuskulatur am Tag darauf verspürt. Die Ursache hierfür: mit zunehmender Spielzeit gerät der Sportler irgendwann in einen Erschöpfungszustand, wodurch sich das Zusammenspiel der Muskelfasern, wie eben oben erwähnt, verschlechtert.

Schmerz lass nach – die Therapie

Sind Sie aber nun einmal betroffen, weil Sie sich dem Wettbewerb mit Ihrem Trainingspartner unterworfen haben oder sich einfach nur hochmotiviert in Ihre für lange Zeit entbehrte Sportart gestürzt haben, ist spätestens jetzt Ruhe angesagt. Denn: Muskelkater ist ein klares Indiz für eine Überlastung. Wer dem Muskelkater erst einmal ausgeliefert ist, darf sich nun schonen. Das Motto „Zähne zusammenbeißen und durch" hat ausgedient! Vielmehr vermeiden Sie zunächst hohe Kraftbelastungen. Gönnen Sie sich leichte konzentrische Bewegungsabläufe, wie etwa Fahrradfahren oder Fitnesstraining an Geräten, mit sehr leichten Gewichten – diese wirken sich besonders schmerzlindernd aus. Durch vorsichtiges Dehnen der betroffenen Muskulatur lässt sich der Bewegungsschmerz vorübergehend abschwächen und die Strukturanordnung geschädigter Fasern günstig beeinflussen, sodass der Körper erneut geordnetes Muskelgewebe bildet. Wärme wirkt entspannend. Warmes

Duschen, Baden oder auch Saunagänge sind daher empfehlenswert. Von Massagen ist abzusehen, da sie grundsätzlich bei frischen Verletzungen nicht angezeigt sind.

Vorbereitung statt Nachsorge erspart Leiden

Die beste Therapie des Muskelkaters ist also immer noch Prophylaxe, also Vorsorge. Wer seine Trainingseinheit nämlich mit dem richtigen Bewusstsein beginnt, für den kann Muskelkater endgültig zur Vergangenheit gehören: Zunächst bereiten Sie sich, mit einem entsprechend abgestimmten Aufwärmprogramm, gründlich auf die kommende Belastung vor. Insbesondere nach einer längeren Trainingspause, sollten Sie einen hohen Kraftaufwand und extreme Bewegungsamplituden vermeiden. Am Tag nach dem Training dürfen Sie ein deutliches Müdigkeitsgefühl in der jeweiligen Muskulatur spüren, aber keine Schmerzen.

Ein schonender Trainingsbeginn mit kontinuierlicher Steigerung von Mal zu Mal ist die ideale Vorbeugung. Wer neue motorische Abläufe einstudiert, darf auch hier langsam beginnen. Man kann die Muskelgruppen, die benötigt werden, um die neue Technik zu erlernen, bereits im Vorfeld durch gezieltes Gerätetraining kräftigen. Somit wäre die muskuläre Grundlage gefestigt und es käme nun noch darauf an, es mit dem Techniktraining nicht zu übertreiben. Also, lieber öfter Pausen einlegen, statt permanent und ohne Pausen zu üben. Trotzdem findet sich heute noch der eine oder andere Trainer, der behauptet, dass man die Schmerzen nach dem Training brauche, um zu wissen, was man geleistet habe. Sollten Sie einer solchen

„Betreuung“ ausgeliefert sein, wäre es durchaus sinnvoll, die Qualifikation der vermeintlichen „Fachkraft“ zu hinterfragen.

Im Fitness-Studio lässt sich Muskelkater sehr leicht vermeiden. Grundsätzlich sollten Sie das Gerätetraining mit niedrigen Gewichten und 20 bis 25 Wiederholungen, bei drei bis fünf Serien, beginnen. So trainieren Sie einerseits Ihre Kraftausdauer und schaffen andererseits die Grundlagen für ein späteres Muskelaufbautraining. Das Gute an diesem Trainingseinstieg ist, dass Sie keinen Ermüdungszustand erreichen. Die letzten zwei Wiederholungen, die Sie mit angestrengter Miene vielleicht gerade so noch schaffen würden, dürfen Sie sich also ersparen.

Wer gerne mit einem positiv besetzten Gefühl in die gewünschten Bewegungsmuster und ins regelmäßige Sportgeschehen (wieder) einsteigen will, ermöglicht es seiner Muskulatur, sich mit den altbekannten Aktivitäten erneut „anzufreunden“. Denn, wenn ein Muskel über einen bestimmten Zeitraum nicht ausgelastet war, konnte er sein tatsächliches Kraftpotential in dieser Zeit auch nicht entfalten. Bei dem beschriebenen Trainingsbeginn arbeiten Sie mit geringer Intensität und können Ihren Körper schonend „wachrütteln“. Bemerken Sie dann, dass die entsprechende Belastung mit Leichtigkeit zu bewältigen ist, steigern Sie zunächst den Umfang und dann das Gewicht. Bei zweimaligem Training pro Woche ist es möglich, nach etwa einem Monat auf das gewünschte Aufbautraining umzustellen oder das Kraftausdauertraining zu erweitern.

Schnee von gestern – die Laktattheorie

Die Untersuchungen zum Thema Muskelkater beschäftigen die Sportwissenschaftler bereits seit vielen Jahren. Lange Zeit war man der Meinung, dass sich Muskelkater in einer besonders hohen Konzentration des Stoffwechselproduktes Milchsäure (Laktat) begründet. Diese Annahme ist lange überholt und musste der hier dargestellten Begründung weichen. In den achtziger Jahren sind Sportler nach bestimmten Belastungen Muskelproben entnommen worden, um die Hypothese, dass Muskelkater primär auf eine Verletzung zurückzuführen ist, zu belegen. Ein stoffwechselbedingter Muskelkater ist allenfalls nach extremen Dauerbelastungen (Marathon) anzunehmen. Dabei werden Strukturen geschädigt, die für den Stoffwechsel der Muskelzelle wichtig sind. Die bekannte These der überhöhten Milchsäurekonzentration ist aber auch hier auszuschließen. Nach einem ordentlichen Muskelkater muss man nicht mit Folgeschäden rechnen. Im eigenen Interesse ist es aber sinnvoll, wenn Sie sich für einen moderaten Trainingsbeginn entscheiden.

P wie Personal-Training

Konzentration auf eine Person

Nach Angaben des Deutschen Sportstudio Verbandes, dem Arbeitgeberverband deutscher Fitness- und Gesundheitsanlagen, gibt es derzeit bundesweit mehr als 8.300 Fitness-Studios. Darüber hinaus zählte der Deutsche Olympische Sportbund in 2016 über 90.000 Vereine, von denen sich viele gleich mehreren Sportarten widmen. Etliche Klubs bieten ähnliche Kurse an, wie sie in den professionellen Sportstudios vorzufinden sind, auch Krafträume sind im Verein keine Seltenheit mehr. Es mangelt den Menschen in Deutschland also nicht an umfassenden Fitnessangeboten. Und doch wollen viele etwas anderes – das Personal Training. Entscheiden Sie selbst anhand der folgenden Informationen, ob das Personal Training auch für Sie eine sinnvolle Option wäre, um Ihren Sport besser zu organisieren sowie Ihr Aktivitätsniveau und Ihre Fitness zu steigern. Dabei sind Personal Trainer nicht unbedingt nur auf Fitnesstraining beschränkt. Sie können ihr Personal Training auch für Golf, Schwimmen, Karate oder jede andere Sportart buchen. Vorausgesetzt Sie finden den richtigen Trainer.

Laut des Bundesverbandes Personal Training (BPT) zeichnet sich ein Personal Training dadurch aus, das der Trainer seinem Kunden ein individuelles Training bietet, das zeitlich und räumlich perfekt auf dessen Bedürfnisse abgestimmt ist. Ein Personal Trainer kommt dafür auch zu ungewöhnlichen Zeiten in die private Wohnung, ins Büro, ins Fitness-Studio, auf die

Laufstrecke oder wo immer das Training stattfinden soll. „Meist entscheiden sich Menschen für ein Personal Training, um ihre körperliche und geistige Fitness zu erhalten, um ein effizientes Training innerhalb eines straff organisierten Tagesablaufes zu absolvieren und/oder, weil sie akute gesundheitliche Gründe dazu zwingen etwas zu tun“, sagt Professor Ingo Froböse, Leiter des Zentrums für Gesundheit durch Sport und Bewegung an der Deutschen Sporthochschule Köln. Weitere Faktoren seien die direkte Kontrolle des Trainers und die Hoffnung, den eigenen inneren Schweinehund mit der begleitenden Hilfe zu überwinden, erklärt der Professor.

Qualität und den ganzen Körper im Blick

Die Auswahl des richtigen Trainers ist allerdings nicht ganz einfach, denn die Berufsbezeichnung Personal Trainer ist nicht geschützt. Auf der Internetseite des BPT (http://www.bundesverband-pt.de/) finden Sie bei den Verbandsinformationen unter dem Punkt „Häufige Fragen“ einige Links, die Ihnen die Trainersuche erleichtern. Der BPT hält Trainer für fachlich gut aufgestellt, die eine staatliche Berufsausbildung im Bereich Sportwissenschaften oder Gesundheitswesen oder alternativ Trainer-Lizenzen im Bereich Fitness vorweisen können. „Eine weitere Orientierung, ob ein Trainer über entsprechendes Wissen verfügt, bietet die Zertifizierung für Personal Fitness Trainer des TÜV Rheinland“, erklärt Sportwissenschaftler Froböse. Darüber hinaus ist es sinnvoll, auf die Erfahrungen anderer zu hören, die aktuell von einem Personal Trainer betreut werden. Wer sich einen Personal Trainer leistet, misst ihn am Erfolg. Er wird einen Trainer nur empfehlen, wenn ihn dieser zu seinen individuellen Zielen führt, ohne ihn zu überfordern.

Das deckt sich auch mit den Erfahrungen von Rico Fernandes, denn er lebt quasi von den Empfehlungen seiner Kunden. Der Sport- und Wellness-Therapeut arbeitet seit 2000 im Rhein-Main-Gebiet als Personal Trainer. Er betreut Männer und Frauen, die ihre Gesundheit erhalten wollen und dafür einen Ansprechpartner brauchen, dem sie vertrauen. „Das wichtigste ist ihnen dabei die individuelle Betreuung und die flexiblen Trainingszeiten", sagt Fernandes. Er gehört zu den Personal Trainern, die auch mit Fitness-Studios zusammenarbeiten. Ein Trend der sich zunehmend ausweitet, weil nicht jeder Kunde über einen eigenen Kraftraum verfügt, in dem er mit dem Trainer loslegen kann. Sollten Sie in einem Fitness-Studio aktiv sein, wäre dies auch der Ort, an dem Sie sich nach einer individuellen Betreuung erkundigen könnten. Fernandes kooperiert mit dem „Sports Up Fitness- und Gesundheitszentrum" in Hochheim am Main.

Das Training sollte, neben den persönlichen Zielen des Kunden, aber noch einen weiteren Mehrwert bieten. Coach Fernandes findet: „Ganz unabhängig davon, wo und wie man mit dem Kunden trainiert, sollte es der Anspruch des Trainers sein, die Menschen dafür fitzumachen, ihr Gesundheitstraining selbständig und ganzheitlich durchzuführen." Das Personal Training hat also im Idealfall zwei Ebenen: Auf der einen dient der Trainer als Motivator, Ratgeber und Gestalter; auf der anderen befähigt er den Kunden, seinen Körper mit individuellen Plänen eigenverantwortlich fitzuhalten.

Ein Beispiel

Menschen wie Gunter Künstler schätzen dieses Verständnis von Personal Training. Der Weingutbesitzer aus dem Rheingau wird seit neun Jahren von Fernandes betreut. Fürs Personal Training nimmt sich der 53-Jährige besonders im Winter Zeit. Dann ist er mit seinem Trainer zweimal pro Woche für 60 bis 90 Minuten aktiv: Box- und Lauftraining für die Ausdauer, Krafttraining an Geräten, Stabilisations- und Dehnungsübungen mit dem eigenen Körper. Auch Massage oder die Kombination von Bewegungs- und Entspannungsmaßnahmen können sein individuelles Training beinhalten. Künstler investiert für seine Fitness pro Jahr 2.500 bis 3.000 Euro. Im Allgemeinen berechnen Personal Trainer einen Stundensatz zwischen 50 und 120 Euro, je nach Inhalten, Buchungszeiträumen oder speziellen Tarifen – der Preis ist also durchaus verhandelbar. Es gibt aber auch erhebliche Abweichungen nach oben. Letztlich muss jeder selbst entscheiden, wo seine Grenzen liegen oder was ihm die individuelle Ansprache wert ist.

Scheinbare Fitness

Auslöser für das betreute Training bei Künstler waren schwere Rückenschmerzen. Obwohl der ehemalige Leistungsturner und Handballspieler sein Leben lang Sport getrieben hat und ihm sein Sixpack noch mit Anfang vierzig auch ohne Krafttraining erhalten geblieben war, klagte Künstler eines Tages über massive Schmerzen an der Lendenwirbelsäule. Für ihn damals völlig unerklärlich, schließlich war er doch viermal pro Woche zum Dauerlauf unterwegs, um gesund zu bleiben und sich den Stress von der Seele zu rennen. „Ich hatte mir eine Fitness eingebildet, die so einfach nicht da war. Ich hatte zwar eine gute

Ausdauer, aber die Muskelkraft hatte ich völlig vernachlässigt", sagt der Unternehmer. Im Krafttest zeigte sich, dass Rücken- und Bauchmuskeln ungleichmäßig ausgebildet waren.

Die Rückenmuskulatur konnte die Kräfte, die durchs Laufen auf die Wirbelsäule einwirkten, nicht abfangen. Eine Bandscheibe wölbte sich mit der Zeit leicht vor und drückte auf die Nerven. Bevor es zum schweren Bandscheibenvorfall kommen konnte, der eine langwierige Rehabilitation mit sich gebracht hätte, ist er seinem Schwachpunkt mit gezielten Übungen im Personal Training und einer Rückenschule entgegengetreten. Nachdem sein Rücken stabilisiert war und er sich an rückengerechtes Verhalten im Alltag gewöhnt hatte, stellte sein Personal Trainer die Einheiten auf ganzheitliche Inhalte um. Kraft, Ausdauer und ein gutes Zusammenspiel der Muskeln untereinander, erhalten inzwischen Künstlers Wohlbefinden und seine Arbeitskraft.

Personal Training als Jungbrunnen

„Heute fühle ich mich 15 Jahre jünger und weiß, wie ich meinen Fitness-Level auch im Sommer halte", sagt Künstler, dann ist er nämlich viel auf Reisen und mit der Vermarktung seiner Weine beschäftigt: 350.000 Flaschen Wein verkauft er pro Jahr, davon exportiert er 30 Prozent ins Ausland, zum Beispiel nach Skandinavien, China oder in die USA. In dieser arbeitsintensiven Zeit greift er auf ein 15 bis 20 Minuten-Programm zurück, das er mit dem eigenen Körper überall auf der Welt absolvieren kann. Sofern möglich geht er zusätzlich Laufen, dafür unterbricht er auch gerne einmal die Arbeit, weil er weiß, dass er hinterher wieder produktiver ist. Sein Training ist ihm unersetzbar geworden. Das Wachstum seines Betriebes sieht er auch darin begründet, dass er sich über den Sport seinen seelischen Ausgleich erhält. „Die Seele arbeitet mit und sie wohnt im Körper. Für gute Arbeitsergebnisse müssen sich beide Bereiche wohlfühlen“, sagt Künstler. „Meine Traktoren, Busse und Firmenwagen lasse ich regelmäßig warten, damit sie über den TÜV kommen. Warum sollte ich meinen Körper, den wichtigsten Motor für mein Leben und mein Unternehmen, nicht pflegen?“ Keine Ahnung – uns fallen nur gute Gründe dafür ein – auf geht's!

R wie Rückenbeschwerden

Aktiv werden, gegen Rückenschmerzen!

Einer aktuellen Auswertung des Instituts für angewandte Gesundheitsforschung (InGef) zufolge, geht jeder Fünfte Versicherte mindestens ein Mal im Jahr wegen Rückenschmerzen zum Haus- oder Facharzt; das sind 38 Millionen Behandlungsfälle im Jahr – gehören Sie auch dazu? Wenn ja, sorgen Sie dafür, dass dieser Arztbesuch für Sie keine Zukunft mehr hat. Eignen Sie sich hier das nötige Hintergrundwissen an, um aktiv gegen Rückenbeschwerden vorzugehen, sie zu verringern oder zu besiegen.

Die häufigste Ursache für die Schmerzen im Kreuz ist eine schlecht oder einseitig ausgeprägte Muskulatur. Die so entstehenden körperlichen Fehlhaltungen, führen zu einer Überlastung der passiven Strukturen des Bewegungsapparates (Skelett). Passive Strukturen der Wirbelsäule sind Sehnen und Bänder sowie die aus Knochen bestehenden Wirbelkörper und die knorpeligen Bandscheiben. Weitere Ursachen für Rückenbeschwerden sind Bandscheibenschäden und psychosoziale Faktoren. Psychosoziale Faktoren sind zum Beispiel chronischer Stress am Arbeitsplatz, soziale Isolation oder Konflikte in der Familie, die das seelische Gleichgewicht stören und sich dann auch körperlich bemerkbar machen können.

Probleme belasten den Körper

Dass der klassische Bandscheibenvorfall massive Beschwerden auslösen kann, leuchtet jedem ein. Aber wie können psychosoziale Faktoren bei Kreuzschmerzen eine Rolle spielen? Da etwa 85 Prozent der akuten Rückenschmerzen als unspezifisch oder medizinisch harmlos diagnostiziert werden, liegt der Schluss nahe, dass hier durchaus ein enger Zusammenhang bestehen kann. Bei der Suche nach dem Grund für seine Beschwerden sollte man also psychosoziale Faktoren ebenso wenig außer Acht lassen wie rückenschädigende Verhaltensweisen. Denn: Die seelische Anspannung überträgt sich auf den Körper und den Tonus (Spannungszustand) der Muskulatur. Somit können intermuskulär ungünstige Spannungsverhältnisse entstehen, die Beschwerden verursachen, etwa Verspannungen oder Fehlhaltungen. Wer von Kreuzschmerzen betroffen ist, sollte sich also durchaus einmal fragen, ob es eine Last geben könnte, die er zu tragen hat und die ihm zu schwer geworden ist. Kommen dann noch die körperlichen Defizite in Form von Muskelschwäche hinzu, bahnen sich die Beschwerden ihren Weg. Rückenschmerzen können deshalb durchaus von der Tagesform und der aktuellen Lebenssituation mit abhängen.

Reden und Bewegen hilft fast immer

Mediziner fragen ihre Patienten leider zu selten nach deren persönlicher Situation: Nur etwa die Hälfte der behandelnden Ärzte spricht mit den Betroffenen über mögliche psychosoziale Ursachen der Rückenbeschwerden. Manchmal ist es daher hilfreich, im stillen Kämmerlein einfach einmal ehrlich zu sich selbst zu sein und für sich zu reflektieren, weshalb man so stark leidet. Wenn die Ursachen – vielleicht auch nur teilweise – auf psychische Aspekte zurückzuführen sind, wird das möglicherweise bereits entlasten, weil das Problem konkret angegangen werden kann.

Das Symptom Rückenschmerz lässt sich also kaum auf einen einzigen Grund zurückführen. Was die Gegenmaßnahmen angeht, ist indes – neben aktiven und passiven Entspannungsmaßnahmen – fast immer Aktivität gefragt. Handelt es sich beispielsweise um Muskelverspannungen, oder stark verhärtete Muskelgruppen, ist es wichtig, in den betroffenen Körperstellen durch eine Kombination aus Bewegung und Dehnung eine bessere Durchblutung zu erreichen. Auch bei einem Bandscheibenschaden „läuft" es ab einem bestimmten Zeitpunkt immer darauf hinaus, dass der Betroffene sich mehr bewegen muss, um seine Probleme in den Griff zu bekommen. Deshalb gehört Bewegung hier genauso zur Therapie. (In Kapitel „B wie Bürofitness" finden Sie wichtige Hinweise, wie Sie Rückenbeschwerden, bedingt durch den bewegungsarmen Arbeitsalltag, beeinflussen können.)

Untersuchungen haben zudem belegt, dass sich die Stimmung eines Menschen bereits nach 30 Minuten intensiver Bewegungszeit deutlich aufhellt. Mit dem Sport blickt es sich mitunter gelassener auf Probleme, während gleichzeitig das wallende Blut im Körper den Verspannungen entgegenwirkt. Kurzum, ob die Psyche mitschuldig ist, Bewegungsmangel und/oder Fehlbelastungen, Bewegung hilft eigentlich immer. Sicherlich kommt es auf das richtige Maß an und manches Mal sind zusätzliche therapeutische Maßnahmen notwendig. Meist lassen sich die Rückenbeschwerden mit einem gezielten Krafttraining in den Griff bekommen. Wenn Sie aber leidenschaftlicher Läufer sind und den Weg ins Fitness-Studio scheuen, die Wirbelsäulengymnastik im nahegelegenen Verein unattraktiv erscheint und auch der Personal Trainer nicht Ihr Ding ist, nutzen Sie unser Ganzkörperprogramm als Basis für ihr Muskeltraining (G wie Ganzkörpertraining). Wenn Sie schon seit einiger Zeit von Rückenbeschwerden geplagt werden, lassen sich diese damit bestimmt lindern – Sie können aktiv entgegenwirken.

Trotzdem Rückenschmerzen – was nun?

Sie trainieren regelmäßig und haben trotzdem Rückenbeschwerden? Wer erst einmal in der Schmerzspirale angekommen ist, muss sich etwas Zeit geben, um dieser wieder zu entrinnen. Außerdem ist es mitunter nützlich genau auf den Trainingsplan zu schauen. Zum einen sollte dieses Trainingsprogramm aus stabilisierenden Kraftübungen für den Rücken bestehen. Denn: Rückenmuskeln geben der Wirbelsäule Halt und stützen sie. Die Rückenmuskulatur zeichnet sich dabei durch überwiegend kurze, aber kräftige Muskeln aus. Sie ziehen gerade, schräg oder auch diagonal von Wirbelkörper zu Wirbelkörper und spielen die tragende Rolle für einen gesunden Rücken. Fast immer sind Rückenschmerzen auch darauf zurückzuführen, dass diese Muskeln zu schwach entwickelt sind.

Die tiefen Rückenmuskeln werden als autochthone Muskulatur bezeichnet. Sie balanciert unseren Körper aus, ohne dass wir es merken. Die gegenüberliegenden Muskeln arbeiten dabei immer im Duett: Während ein Muskelstrang zieht, gibt sein Gegenspieler haltend nach – und umgekehrt. (Hier arbeiten

Agonist und Antagonist zusammen, wie auch in Kapitel „F wie Fitness-Studio: Die Bedeutung von Muskelketten" beschrieben.) Mit herkömmlichem Krafttraining an Fitnessgeräten lassen sich die tiefen Rückenmuskeln kaum trainieren. Erreichen kann man sie aber mit kleinen Drehbewegungen und Vibrationen sowie Koordinations- und Balanceübungen. Aus diesem Grund eignen sich auch die Übungen aus unserem Ganzkörperprogramm zum Training der autochthonen Muskulatur.

Balance herstellen

Allerdings – auch wenn eine schwache Rückenmuskulatur ein wesentlicher Grund für Rückenbeschwerden ist – ein gezieltes Krafttraining gegen Kreuzschmerzen sollte nicht in ein isoliertes Rückentraining münden. Oft führen nämlich auch Defizite in anderen Muskelgruppen zu Rückenbeschwerden. Dann handelt es sich um die sogenannten muskulären Dysbalancen. Das Ungleichgewicht zwischen einzelnen Muskelgruppen ist also ebenso oft für Rückenprobleme verantwortlich. Denn: Hier sind ganze Muskelgruppen zu schwach ausgeprägt, weil sie im normalen Tagesablauf unterfordert sind. Andere Muskelgruppen sind ebenso schwach, werden aber überfordert. Sie sind dann folglich „hyperton", was bedeutet, dass sie unter dauernder Spannung stehen.

Der Bewegungsmangel und die Fehlbelastungen denen der Körper ausgesetzt ist, führen zu verspannter und schmerzender Muskulatur. Der Körper ist eben als Einheit zu betrachten. Muskuläre Dysbalancen können auch aus dem Tragen oder dem falschen Anheben auf einer „Lieblingsseite" resultieren. Außerdem konzentrieren sich die meisten Menschen im Alltag eher auf das, was sie gerade tun, weniger auf ihr rückengerechtes Verhalten. Eingespielte Bewegungsabläufe werden dem rückengerechten Verhalten gegenüber bevorzugt, bis sich der Körper mit Schmerzen zur Wehr setzt. Dann macht sich der Schmerz dort bemerkbar, wo das schwächste Glied es zulässt.

Rückengerechtes Verhalten und regelmäßige Bewegung gehören zur Prävention oder Bekämpfung von Rückenbeschwerden also unbedingt zusammen. Bestehende Schmerzen vergehen meist nur, wenn sich der Körper insgesamt mehr bewegt – dann, wenn ein Ausgleich zwischen Be- und Entlastung besteht. Dabei spielt vor allem auch das Training der antagonistischen Muskelgruppen eine große Rolle. Und ein rückengerechtes Verhalten, das im Alltag erfordert, die Muskelgruppen gleichmäßig einzusetzen und im Training die Muskulatur funktionell aufzubauen.

So gehören Rücken- und Bauchtraining immer zusammen, ebenso wie Brust und Rückentraining. Wer die Brustmuskulatur kräftigt sollte auch antagonistisch dazu die Schulterblattmuskulatur trainieren. Dehnungsübungen für beide Muskelgruppen sind unerlässlich, um das Sportstudio entspannt zu verlassen. Wer eine gute muskuläre Grundlage entwickelt hat, kann danach zu anderen Sportarten übergehen, die den Körper als Ganzes trainieren. Da wären beispielsweise Yoga, Pilates Tai-Chi, Qi-Gong. Das hängt einfach auch davon ab, woran Sie Spaß haben. Denn eins ist klar: Wer keine Lust auf sein Training hat, wird nicht aktiv bleiben.

S wie Sportverletzungen

Motorische Vielfalt schützt

Ein Sprichwort sagt: „Wo gehobelt wird, da fallen Späne". Auf den Sport angewendet, bedeutet das: Wer sich viel bewegt, kann sich durchaus irgendwann einmal dabei verletzen. Trotzdem sind Sportler in allen Altersgruppen körperlich fitter als Nichtsportler und sind damit in kniffeligen Bewegungssituationen eher vor Unfällen gefeit als Nichtsportler. Das liegt vor allem daran, dass ein Sportler vielfältigen motorischen Beanspruchungen ausgesetzt ist und es ihm so leichter fällt, auf plötzlich eintretende Ereignisse zu reagieren. Die Koordination der Muskelgruppen untereinander ist bei Sportlern besser ausgeprägt, die Rezeptoren in den Muskeln reagieren sensibler und die Bewegungserfahrung der Aktiven ist vielfältiger. Plötzliche Ausweichmanöver – und dadurch auf die Muskeln schlagartig einwirkende Kräfte – bewältigt der Sportler deshalb meist besser als ein Untrainierter. Verletzt sich ein Athlet dennoch, wird er sich in derselben Situation – im Vergleich zu einem Nichtsportler – eher einen geringeren Schaden zuziehen. Wer dennoch einmal betroffen ist, erhält hier Informationen darüber, was zu tun ist und was hinter einzelnen, häufigen Verletzungen steckt.

Vom Bluterguss bis zum Sehnenriss – „PECH"

90 Prozent der Sportverletzungen betreffen den Bewegungs- und Halteapparat des Menschen, das heißt: Muskeln, Sehnen, Bänder oder Knochen. Die Gründe für Verletzungen sind bei-

spielsweise exogene Faktoren, also Umwelteinflüsse, wie Klima, Trainingsstätte oder Mitspieler. Andere, sogenannte endogene Faktoren, sind ungenügende Aufwärmarbeit, mangelnde Konzentration, Ermüdung (auch durch Medikamenteneinfluss, wie etwa durch Antibiotika), schlechte Nährstoffversorgung (fehlendes Essen/Trinken), überschätzte Fähigkeiten (mitunter auch bedingt durch die Einnahme von Schmerzmitteln) oder zu früher Wiedereinstieg nach vorangegangener Krankheit.

Erleiden Sie oder Ihr Trainingspartner akut eine Sportverletzung, orientieren Sie sich bei der Erstversorgung am besten an folgendem Leitfaden, der sich in dem bezeichnenden Wort „PECH“ widerspiegelt:

P wie Pause: Schmerz signalisiert, was im ersten Moment nach der Verletzung und, je nach Schweregrad bis auf Weiteres, erforderlich ist – eine Pause.

E wie Eis: sofortige Kühlung an der verletzten Stelle, für etwa 20 bis 30 Minuten. Allerdings nicht direkt auf der Haut, hier bestünde sonst Erfrierungsgefahr. Die Kühlung reduziert den Schmerz, stellt die Blutgefäße eng und unterstützt so die körpereigene Blutstillung im Gewebe. Außerdem schwillt das Gewebe weniger an und die Ausschüttung der lokalen Entzündungsstoffe wird gehemmt.

C wie Compression: Mithilfe einer elastischen Binde, die herzwärts gewickelt wird, üben Sie Druck auf die verletzte Stelle aus. Das betroffene Gelenk sollte sich dabei in natürlicher und schmerzarmer Position befinden.

H wie Hochlagern: Verletzte Extremitäten lagern Sie über Herzhöhe, um den venösen Rückfluss zu beschleunigen und den arteriellen Zustrom zu reduzieren. Das wirkt erneut dagegen, dass das Gewebe anschwillt.

Und das geht gar nicht

Alkoholkonsum und Wärmetherapie sind nach einer frischen Verletzung eine ganz schlechte Idee. Beides erweitert die Blutgefäße und begünstigt somit eine zunehmende Schwellung. Massagen könnten zu weiteren Verletzungen führen und überdies durch die Schmerzreaktion des Körpers neue Entzündungen provozieren. „Direkte Massagen des Blutergusses könnten auf diese Weise eine sogenannte Metaplasie stimulieren, die zu einer späteren Verkalkung des Gewebes führt", erklärt Dr. Adalbert Missalla, Orthopäde und ärztlicher Direktor der Ortho-Klinik Rhein/Main in Offenbach am Main. „Durch die andauernden mechanischen Reize kann sich das Zellgewebe in minderwertiges Gewebe umwandeln. Das Gewebe kann dann verkalken, sich abkapseln oder verhärten und stören. Auf jeden Fall ist es Gewebe mit schlechter oder ohne Muskelfunktion", so Missalla.

Bei bestimmten Blutergüssen, zum Beispiel bei großen und chronischen Blutergüssen, schwört er auf Blutegel, die auf die betroffenen Stellen angesetzt werden und das überschüssige Blut aus dem Hämatom ziehen. „Der Vorteil ist eine schnelle Genesung und ein stark reduziertes Infektionsrisiko. Beim Punktieren mit einer Spritze oder einer Operation wäre das Infektionsrisiko wesentlich höher", erklärt der Orthopäde. In den ersten 24 Stunden nach der Verletzung empfiehlt es sich außerdem auf gerinnungshemmende Salben zu verzichten. Tape-Verbände bieten sich überdies nicht zur Erstversorgung eines verletzten Gelenkes an. Tape gibt nicht nach, wenn das Gelenk weiter anschwillt, sodass es hier zum Blutstau kommen könnte.

Von der Distorsion bis zur Ruptur – was steckt dahinter?

Prellungen (Kontusionen), Muskelfaserrisse, Gelenkverstauchungen, Brüche oder Muskel- und Bänderzerrungen (Distorsionen), sind Verletzungen die meist leicht behandelbar sind. Anspruchsvoller wird es bei An- oder Abrissen (Teilrupturen und Rupturen) von Bändern, Sehnen und Muskelbündeln oder, wenn Gelenke aus ihrer knöchernen Führung herausspringen (Luxation). Auch in diesen Fällen sind die PECH-Maßnahmen Ihre Erste Hilfe. Damit Sie aber auch wissen, was sich in Ihrem Körper in diesen Fällen gegebenenfalls abspielt, erklären wir hier die gängigsten Verletzungen:

Zerrung (Distorsion): Überdehnung der Muskelfasern oder der jeweiligen Faseranteile bei einer Sehnen oder Bänderzerrung. Dabei kann es zu Mikroeinrissen im Bindegewebe kommen. Die Zerrung geht mit einer Schwellung einher. Der Schmerz setzt langsam ein, bleibt bei Belastung und vergeht in Ruhe. Die beste Prävention gegen Zerrungen sind ein ausreichendes Aufwärmprogramm, vermeiden muskulärer Dysbalancen, beachten von Ermüdungssymptomen und ein ausgeglichener Flüssigkeitshaushalt. Nach einer Zerrung ist das Gewebe so lange zu schonen, bis der Sportler wieder beschwerdefrei ist. Meist reichen acht bis zehn Tage.

Verstauchung (Distorsion): Ähnlich wie bei der Zerrung wird Gewebe überbeansprucht bzw. überdehnt, diesmal bezieht sich die Verletzung aber auf ein Gelenk. Mit der Verformung des Gelenkes können auch Fasern geschädigt werden, zum Beispiel in der umgebenden Gelenkkapsel, was zur Schwellung führt. Bei entsprechender Schonung heilt diese Verletzung meist gut aus. Wer beschwerdefrei ist, kann wieder loslegen.

Muskelfaserriss: Einzelne Fasern des Muskels sind gerissen, was sich durch einen klar lokalisierbaren messerstichartigen Schmerz bemerkbar macht. Der Schmerz hält auch in Ruhe an. Die Verletzung macht es unmöglich, den Muskel weiter zu belasten. Je nach Rissgröße ist eine Delle im Muskelverlauf tastbar. Ist mehr als ein Viertel des Muskelquerschnitts betroffen oder liegen massive Einblutungen im Gewebe vor, wird mitunter eine Operation empfohlen. Im Allgemeinen ist ein Muskelfaserriss nach etwa sechs Wochen ausgeheilt.

Prellung (Kontusion): Durch eine äußere Gewalt, etwa durch einen Stoß oder Schlag, kommt es zu Gewebsverletzungen und einer Einblutung in das Gewebe. Es bilden sich ein Bluterguss (Hämatom) und eine Schwellung. Leichte Bewegung ist bis zum Abklingen der Beschwerden erlaubt.

Ausrenken von Gelenken (Luxation): Durch eine massive Gewalteinwirkung wird der Gelenkkopf aus der Gelenkpfanne heraus gehebelt. Gelenkkopf und Gelenkpfanne bilden gemeinsam das Gelenk. Mehr als die Hälfte der Luxationen betreffen das Schultergelenk, etwa ein Viertel das Ellenbogengelenk. Nur ein Arzt sollte ein luxiertes Gelenk wieder einrenken. Ob eine

Operation infolge der Luxation nötig ist, hängt von individuellen Faktoren ab. „Bei Betroffenen um das 20. Lebensjahr und jünger liegt die Wahrscheinlichkeit, dass die Schulter erneut luxiert, bei 95 Prozent. Da sollte man immer operieren. Bei Menschen ab 60 Jahren reduziert sich das Risiko erheblich. Oft kann man auf eine Operation verzichten“, sagt Knie- und Schulterspezialist Missalla. Die Rehabilitation bis zur vollen Belastbarkeit der Schulter dauert etwa fünf Monate.

Sehnen- oder Bänderrisse (Rupturen): Bänder und Sehnen können komplett oder teilweise reißen. Infolge einer (Teil-)Ruptur sollte – wie bei Luxationen auch – immer ein Facharzt konsultiert werden. Rupturen müssen nicht immer operativ versorgt werden. Eine Ruptur ist aber dennoch damit verbunden, dass die Gelenkstabilität beeinträchtigt ist. Oft vernehmen die Betroffenen ein dumpfes Geräusch in dem Moment, in dem das Band oder die Sehne reißt. Das Gelenk schwillt meist deutlich an und es entsteht eine Schwellung mit sichtbarem Bluterguss.

Ein Meniskusriss ist hier ebenso einzuordnen, wenngleich es sich um Knorpelgewebe handelt, das verletzt wird und nicht um eine Sehne oder ein Band. (Der Meniskus ist ein scheibenförmiger Puffer, der im Kniegelenk, jeweils auf der Innen- und Außenseites des Knies, zwischen Oberschenkel und Unterschenkel sitzt. Die somit insgesamt vier Menisken sind mit den Gelenkflächen des Unterschenkels, in Richtung des Schienbeins, verwachsen. Sie ergänzen im Knie die Gelenkflächen von Ober- und Unterschenkeln.) Grundsätzlich sollte ein Kniegelenk mit einem Bluterguss nicht belastet werden. Es empfiehlt sich jede frische Gelenkverletzung vom Spezialisten untersuchen zu lassen, der dann im Einzelfall entscheidet, was zu tun ist.

Bei Knieverletzungen ist die Kreuzbandruptur eine der gefürchtetsten Verletzungen. In Deutschland wurden, Erhebungen aus 2012 zufolge, pro Jahr 25.000 Kreuzbandrupturen operativ behandelt. „Aber selbst hier muss im Einzelfall entschieden werden, ob und wie operiert wird. Manchmal ist es auch möglich, das Kreuzband zu stimulieren, wieder zusammenzunähen oder mit körpereigenem Sehnenmaterial zu verstärken", erklärt Missalla. Wenn Bänderrisse auf diese Weise versorgt werden könnten, seien die Behandlungsergebnisse oft besser, da die Propriozeptoren im Gewebe der Betroffenen erhalten blieben. Propriozeptoren sind Sensoren in Muskeln, Bändern und Sehnen, die die Lage und Lageänderungen des Haltungs- und Bewegungsapparates registrieren. Sind sie nach der Operation noch vorhanden und funktionieren, dann gelingt die neuromuskuläre Steuerung des Gelenks besser.

Fraktur: hier wird ein Betroffener von ganz alleine merken, dass er unbedingt zum Arzt muss. Wenn der Knochen bricht, müssen extrem hohe Kräfte oder sehr ungünstige Hebelverhältnisse gewirkt haben. Das Gute an dieser Verletzung ist, dass es unwahrscheinlich ist, dass Sie davon betroffen sein werden. Ein gesundheitsorientiertes, moderates Trainingspensum fördert Ihren Muskelaufbau, schützt Ihre Knochen, erhöht Ihre Fitness und reduziert damit das Risiko einen Knochenbruch zu erleiden.

T wie Thermoregulation, Trinken und Trainingskleidung

Beim Sport einen kühlen Kopf bewahren

Um sich selbst vor dem Überhitzen oder dem Auskühlen zu schützen, verfügt der menschliche Körper über verschiedene Mechanismen, die seine Körpertemperatur steuern. Dabei ist er stets bestrebt, im Körperkern (Kopf und Rumpf) seinen idealen Wärmegrad von 36,5 bis 37,0 Grad Celsius aufrechtzuerhalten. Es erschließt sich leicht von selbst, weshalb ausgerechnet im Torso und in der Denkzentrale des Menschen stabile Temperaturen herrschen sollten: Der Kopf beherbergt das Gehirn und der Rumpf alle weiteren lebenswichtigen Organe. Beide Bereiche müssen in ihrem Inneren vor großer Hitze oder Kälte geschützt werden.

Die Prozesse, die der Körper einleitet, um hohe oder niedrige Temperaturen auszugleichen, werden unter dem Begriff Thermoregulation (Wärmesteuerung) zusammengefasst. Beim Sport sichert und unterstützt eine funktionierende Thermoregulation die körperliche Leistungsfähigkeit. Meist geht es darum, den Körper davor zu schützen, dass er überhitzt. Denn: Allein durch muskuläre Aktivität werden etwa 75 Prozent der umgesetzten Energie in Wärme umgewandelt. Dadurch steigt die Körperkerntemperatur und muss nun reguliert werden, damit alle Systeme weiter funktionsfähig bleiben. Die Verfahren, die ein Mensch einsetzt, um seinen Körper vor dem Überhitzen zu schützen sind: 1.) Ableiten von Wärme über mehrere Gewebeschichten von innen nach außen, 2.) Abstrahlen von Wärme – durch eine verstärkte Hautdurchblutung, 3.) Verdunstung durch Schweiß, der die Hautoberfläche abkühlt. Bei allen drei Formen der Thermoregulation wirken die Arme und Beine als wichtige Wärmeleiter. Der Körper nutzt bis in die Finger- und Zehenspitzen jeden Quadratzentimeter Haut, um über die Extremitäten überschüssige Wärme abzuleiten.

Frauen und Männer setzen die verschiedenen Mechanismen der Thermoregulation allerdings unterschiedlich stark ein: Männer besitzen mehr Schweißdrüsen als Frauen und kühlen ihre Haut deshalb besonders gut, indem die heraustretenden Schweißperlen an der Hautoberfläche verdunsten. Bei Frauen greift ein weiterer Mechanismus, um die übermäßig anfallende Wärme aus dem Körperinneren abzugeben: Sie strahlen die Wärme zusätzlich durch eine intensivierte Hautdurchblutung an die Umgebung ab. So kommt es, dass Frauen bei großer Anstrengung eher zu glühen scheinen, während Männer zwar ebenso Wärme abstrahlen, aber dazu vermehrt im Schweiß baden. Effektiv kühlt der Schweiß auf der Hautoberfläche nur, wenn er dort tatsächlich von selbst verdunstet. Wer den Schweiß indes abwischt, muss auf diesen Genuss verzichten.

„Die Schweißdrüsen unterschieden sich bei Männern und Frauen darüber hinaus in ihrer Aktivität, wegen des unterschiedlichen Testosteronspiegels der Geschlechter", erklärt Professor Christine Graf, vom Institut für Bewegungs- und Neurowissenschaft der Deutschen Sporthochschule Köln, „Schweißdrüsen reagieren bei Männern wegen des höheren Testosterongehaltes schneller. Also schwitzen Männer auch stärker." Zudem verfügten Frauen – im Vergleich zum Mann – generell über weniger Körperflüssigkeit. „Weniger zu schwitzen, kann man für Frauen daher auch als Schutz vor Wasserverlust deuten", erklärt die Sportmedizinerin.

Der Körper registriert die Temperaturen bei Hitze vorwiegend im Hypothalamus, einem Regelzentrum im Gehirn. Der Hypothalamus misst den Wärmegrad des vorbeiziehenden Blutes aus dem Körperkern. Steigt die Temperatur, beginnt der Körper mit seinen Kühlprozessen. Allerdings geben auch die Rezeptoren in der Haut Informationen über Hitze oder Kälte an den Hypothalamus weiter. Dieser Mechanismus kann bei heißen oder kalten Außentemperaturen davor schützen, dass Frost oder Hitze bis ins Körperinnere vordringen. Wer beispielsweise im Winter kalte Finger bekommt, dessen Kälterezeptoren springen an, sie leiten die Info ans Gehirn weiter, wodurch die Hautdurchblutung gedrosselt wird, um die Wärme im Körper zu halten. Der Mensch steckt in diesem Moment automatisch seine Hände in die Taschen oder bewegt sie, um der Kälte entgegenzuwirken.

Wer wiederum einige Zeit mit einem Körperteil in der prallen Sonne sitzt, den wird es in den Schatten ziehen, sobald er spürt, dass es zu heiß wird. Hier läuft es anders herum: Die Hitze wird gemeldet, woraufhin die Hautdurchblutung steigt und die Hitze nach außen abgestrahlt wird. Das zeigt, wie bedeutsam die Hautsensoren für die Thermoregulation sind. Die Haut fühlt vor, wie die Bedingungen sind und anschließend entscheidet das Gehirn, welche physiologischen Anpassungen vorzunehmen sind. Daraufhin ergreift der Mensch die praktischen

Maßnahmen: Er zieht die richtige Kleidung an oder aus bzw. sucht einen kühlenden oder wärmenden Ort auf.

Sportler schwitzen schneller

Sportlich aktive Menschen sind bei der Kühlung durch Schwitzen im Vorteil, da sie stärker transpirieren. Ihr Kreislauf hat sich durch regelmäßiges Training angepasst und springt deshalb im Bedarfsfall schneller an. Unter körperlicher Anstrengung bei hohen Temperaturen (über 25 Grad Celsius) ist diese rasche Stoffwechselreaktion ein enormer Gewinn. Schließlich kann die Körperkerntemperatur bei Sport in großer Hitze durchaus bis zu 40 Grad erreichen. Eine ausreichende Flüssigkeitszufuhr, gegebenenfalls mit Salz und Elektrolyten versetzt, vermeidet dies und schützt vor einem möglichen Hitzschlag bei weiterem Temperaturanstieg; zumal bei heißer Wetterlage das Temperaturgefälle zwischen Körper und Luft abnimmt und es so immer schwieriger wird, die Körperwärme an die Umgebung abzustrahlen. An der Wärmeabgabe beteiligt sich jedes Körperteil, weil die Hautdurchblutung überall zunimmt. Deshalb sind Arme und Beine für die Wärmesteuerung, wie bereits erwähnt, besonders wichtig. Die Unterschiede, was die Schweißproduktion der Geschlechter angeht, bleiben allerdings ebenso unter Sportlern bestehen: „Auch Sportlerinnen beginnen erst bei höheren Belastungen zu schwitzen, weil Frauen generell länger als Männer brauchen, bis es mit der Transpiration richtig losgeht", sagt Graf.

Es ist also keine Ausrede, wenn Sie den Sport an der frischen Luft, oberhalb einer Temperatur von 25 Grad Celsius, eher vermeiden, sondern eine vernünftige Entscheidung, die Sie vor gesundheitlichen Schäden schützt. Alternativ ist es daher besser, in den frühen Morgenstunden oder am Abend Sport zu treiben, oder Sie verlagern Ihr Training gegebenenfalls nach drinnen und passen Ihre Trainingsinhalte und -umfänge an. Eine genügende Flüssigkeitszufuhr beim Sport, unterstützt überdies Ihren Stoffwechsel und hilft Ihnen einen kühlen Kopf zu bewahren.

Signale für Flüssigkeitsmangel

Unruhe, Konzentrationsstörungen, Übelkeit und schlechte Reaktionsfähigkeit können Anzeichen von Wassermangel sein. Besonders im Sommer, bei hohen Temperaturen und unter physischer Belastung reagiert unser Körper mit solchen Warnsignalen. Doch bevor es soweit ist, kommt der Durst. In der Ernährungswissenschaft wird Durst als unangenehme Allgemeinempfindung beschrieben, die bei negativer Wasserbilanz (Wasserdefizit) auftritt und das Verlangen auslöst, Flüssigkeit aufzunehmen. Durst kann keinem bestimmten Organ oder Gewebe zugeordnet werden. Er entsteht, wenn der Wasserverlust etwa 0,5 Prozent des Körpergewichts bzw. mehr als 350 ml beträgt. „Man sollte grunsätzlich sensibel mit seinem Durstgefühl umgehen. Allerdings kommt es nicht selten vor, dass ältere Menschen im Vergleich zu jüngeren eher weniger trinken", erklärt Graf.

Je stärker der Durst ist, desto höher ist auch das Defizit. Auch Urinfarbe und Urinvolumen hängen stark davon ab, wie viel Wasser im Körper verfügbar ist. Seltener Harndrang kann ein Hinweis auf ein Wasserdefizit sein, sichtbar wird es, wenn der Körper die auszuscheidenden Substanzen in weniger Wasser lösen muss. Letzteres können Sie an Ihrer Urinfarbe erkennen: Je dunkelgelber, desto stärker konzentrieren die Nieren die Ausscheidungsprodukte im Urin. Wer dem Körper unter Anstrengung zu wenig Flüssigkeit zuführt, muss sich deutlich mehr anstrengen, um seine Leistung halten zu können. Dies wiederum führt zu weiteren Wasserverlusten, man wird zusehends schwächer. Wer sich am körperlichen Limit bewegt, dessen Nierenleistung reduziert sich noch weiter und bei mangelndem Flüssigkeitsersatz wird noch weniger Urin produziert. Hinzu kommt, dass der hochkonzentrierte Harn nicht mehr ausreichend verdünnt wird und kristallisieren kann. Bei entsprechender Disposition, können sich dann leicht Nierensteine oder Harnleitersteine bilden.

Zu wenig Wasser – schwächere Leistung

Studien zeigen, dass bereits eine milde Dehydrierung die Aufmerksamkeit und Konzentrationsfähigkeit reduziert und die Leistung des Kurzzeitgedächtnisses messbar beeinträchtigen kann. Diese Zusammenhänge gelten als gesichert in Bezug auf eine Dehydrierung (Entwässerung) unter Hitzestress und/oder bei körperlicher Anstrengung. Zudem sorgt Wassermangel für erheblichen Stress im Gehirn, denn er führt zu einer verminderten Hirndurchblutung und verschlechtert dadurch die Versorgung der Gehirnzellen mit Sauerstoff und Nährstoffen. Starke Dehydrierung äußert sich entsprechend auch zunächst in geistiger Verwirrtheit und Orientierungslosigkeit. Ab einem Flüssigkeitsdefizit von zwei Prozent des Körpergewichts ist zu erwarten, dass das allgemeine Wohlbefinden und damit auch die Leistungsfähigkeit (physisch und psychisch) abbaut. Bei einem Körpergewicht von 70 kg entspricht dies umgerechnet 1,4 Liter.

Sportler verkraften ein Wasserdefizit meist etwas besser als Nichtsportler. Wie stark sich der Wassermangel im Einzelfall auswirkt, hängt von der Sportart ab. Für Ausdauersportler ist er, was die Leistung angeht, früher problematisch als für Kraftsportler. Allerdings: Es ist mit dem Training unter Hitze ähnlich wie mit dem Höhentraining – der Sportler passt sich an. Wie auch an das Training in Höhe können Sportler sich an die körperliche Belastung unter Hitze „gewöhnen". Sie passen ihren Schweißverlust an und „sparen" Flüssigkeit. Eine Woche Anpassungszeit bedarf es aber schon, bis sich der Körper weitgehend an die besonderen klimatischen Bedingungen angepasst hat.

Um ein Wasserdefizit zu vermeiden, ist es hilfreich vor dem Training herauszufinden, ob Ihre Wasserbilanz ausgeglichen ist. Prüfen Sie dafür – am besten zwei Stunden vor Ihrer sportlichen Aktivität – auf dem stillen Örtchen Ihre Urinfarbe. Sollten Sie erkennen, dass ein Wasserdefizit besteht, haben Sie jetzt noch die Chance, ein bis zwei Liter in kleinen Mengen verteilt zu trinken. Den letzten halben Liter nehmen Sie etwa 30 Minuten vor dem Training zu sich. Wer in der Hektik des Alltags sein Durstgefühl übergeht und auch vor dem Sport keinen Ausgleich schafft, könnte sonst später in Not geraten. Der Magen schafft es pro Stunde etwa 800 ml Flüssigkeit an den Dünndarm abzugeben (oder circa 200ml alle 15 bis 20 Minuten). Wenn jedoch bereits vor dem Sport Wasser fehlt und dann noch Schweißverlust hinzukommt, sind optimale Leistungen in Training oder Wettkampf unmöglich. Das Defizit ist dann auch während der Belastung nicht mehr auszugleichen. Es hilft auch nichts auf einmal ganz viel zu trinken, denn mehr als 0,5

Liter Flüssigkeit verzögern die Magenentleerung eher. Dann schwappt ihr Getränk im Bauch hin und her, das ist vor dem Sport dann auch nicht angenehm.

Wer den Tag über ausreichend trinkt, gut trainiert ist und sich bis zu einer Stunde schweißtreibend fordert, braucht während des Trainings keine zusätzliche Wasserzufuhr. Zumindest, wenn die Umgebungstemperaturen nicht über 25 Grad Celsius hinausgehen. Es ist dann auch nicht nötig, auf die spezielle Zusammensetzung der späteren Getränke zu achten. Es gilt allerdings, das subjektive Trinkbedürfnis zu berücksichtigen. Mineralwasser – ganz gleich welcher Art – ist dabei völlig ausreichend und dazu noch kalorienfrei. Bei sportlichen Leistungen, die in Richtung 90-minütiger Belastungsdauer gehen, sollten Sie sich während und nach dem Sport mit besonders mineralstoffreichem Wasser versorgen. Wer sich ausgewogen ernährt, benötigt auch hier keine weiteren Zusätze.

Je heißer es aber ist und je länger eine Belastung dauert, umso stärker ist die Schweißproduktion des Menschen. Wo sehr viel Schweiß fließt, entweicht dem Körper vor allem der Mineralstoff Natriumchlorid (NaCl, Kochsalz). Diese Verluste gilt es bei Langzeitbelastungen über mehr als zwei Stunden innerhalb der Beanspruchung mit dem richtigen Getränke-Mix zu ersetzen. Ein optimal zusammengesetztes Elixier für diesen Fall enthält deshalb etwa 500 mg NaCl pro Liter. Auf jeden Fall muss der Salzverlust bei Dauerleistungen unter großer Hitze ersetzt werden. Mit der Zufuhr von hohen Trinkmengen ohne Salze, obwohl der Körper gar nicht so viel reines „Kühlwasser" verloren hat, steigt ansonsten das Risiko einer Hyponatriämie (verringerter Natriumgehalt im Blut). Wer beispielsweise durch Sport in der Hitze sehr stark schwitzt, etwa bei einem Marathon, und dabei zu viel natriumarmes Wasser trinkt, bei dem fällt der Natriumgehalt im Blut ab. Die Zellen im Körper quellen geradezu auf, das führt zu Kopfschmerzen und Übelkeit und endet im schlimmsten Fall tödlich. Sollten Sie tatsächlich solche Herausforderungen suchen, lassen Sie sich – im eigenen Interesse – von einem Sportmediziner beraten und professionell ernährungswissenschaftlich betreuen.

Alkohol entzieht Wasser

Das Wasser für den Kühlvorgang zieht sich der Körper aus den Zellen. Doch wenn der Sportler länger als zwei Stunden aktiv ist, möglicherweise bei großer Hitze, und die Flüssigkeit nicht ersetzt, nimmt sich der Körper die Flüssigkeit aus dem Blutplasma. (Blutplasma ist die Flüssigkeit, in der die Blutzellen schwimmen. Es macht etwa 55 Prozent des Blutes aus, die Blutzellen machen die restlichen 45 Prozent aus.) Die Blutmenge nimmt ab, das Blut verdickt sich, die Herzbelastung und das Blutvolumen nehmen zu und die Gefahr, dass sich ein Blutgerinnsel bildet, ist erhöht. Gerade für ältere Sportler verbirgt sich hier ein gesundheitliches Risiko, wenn sie zu wenig trinken. Denn: Ab dem 50. Lebensjahr sind Gefäßverengungen durch Ablagerungen an den Arterienwänden nichts Ungewöhnliches. Fatal ist es jedoch, wenn sich diese an den Herzkranzgefäßen befinden. Wenn der Blutfluss wegen der Verengung und des eingedickten Blutes dort unterbrochen wird, kommt es zum Infarkt. Die Kombination von Flüssigkeitsmangel und die Zufuhr alkoholischer Getränke unmittelbar nach dem Sport gelten als Risikofaktor für eine solche Notlage.

Alkohol regt nämlich die Nierentätigkeit und damit die Urinproduktion an. Somit vergrößert sich das bestehende Defizit, denn dem Körper wird erneut Wasser entzogen. Wer beispielsweise auf den Biergenuss nach dem Sport nicht verzichten will, sollte deshalb wenigstens zunächst auf alkoholfreies Bier zurückgreifen und erst hinterher sein „echtes" Bier genießen. Ausreichend zu trinken ist übrigens nicht nur beim Sport in der Hitze wichtig. Der Flüssigkeitsbedarf muss beim Sport in der Kälte genauso gedeckt werden. Allerdings greift der Körper bei der Thermoregulation hier auf ein anderes Steuerungsverfahren zurück und muss überdies zusätzlich durch adäquate Kleidung unterstützt werden.

Kälte: warme Gedanken reichen nicht

Die Möglichkeiten des menschlichen Körpers, seine Kerntemperatur aus sich heraus zu regulieren, sind begrenzt. Beim Sport ist der Körper daher besonders darauf angewiesen, dass er vom Athleten bewusst und aktiv unterstützt wird – nicht nur unter Hitze, sondern auch bei Kälte: Bei Temperaturen unter elf Grad gelingt es dem Körper nicht mehr, die Körperkerntemperatur ohne „stoffliches" Zutun des Sportlers konstant zu halten und vor dem Auskühlen zu bewahren. Warme Gedanken und Bewegung reichen also zur Unterstützung nicht mehr aus, vielmehr muss die angemessene Sportfunktionskleidung her, um die Thermoregulation zu unterstützen. Ganz wichtig ist dabei die Kopfbedeckung.

Sicher haben Sie das auch schon einmal erlebt: Sie stehen draußen, die Kälte zieht Ihnen durch den Körper, aber nachdem Sie die Mütze oder Kapuze aufgezogen haben, wird es schlagartig besser. Da der Kopf zum Körperkern zählt und als lebensnotwendiges System stark durchblutet wird, strahlt er auch viel Wärme ab. Wer auf die Mütze verzichtet, riskiert daher einen großen Wärmeverlust. Spätestens ab zwei Grad Celsius Lufttemperatur sollten Sie sich mit einer Kopfbedeckung vor dem Auskühlen bewahren, lange Haare genügen nicht als Wärmeschutz.

Reicht Ihr Kälteschutz durch Kleidung und aktive Bewegung nicht aus, reagiert der Körper mit dem sogenannten Kältezittern. Dabei nimmt die Muskelaktivität unwillkürlich zu, was sich zuerst darin zeigt, dass sich der Muskeltonus (Muskelspannung) erhöht. Sie haben das vielleicht selbst schon wahrgenommen: Dann, wenn Sie bei kaltem Wetter vor die Tür gegangen sind und sie das Gefühl hatten, dass sich innerlich alles zusammenzieht. Ihre Hautrezeptoren haben hier wieder einmal ihre schützende Funktion erfüllt und die Kälte ans Gehirn gemeldet. Die meisten Menschen ziehen danach reflektorisch die Schultern zu den Ohren und den Kopf ein. Wer sich anschließend nichts überwirft, um sich warmzuhalten, zwingt den Körper dazu die nächste Karte aus dem Aufwärmregister zu ziehen: Das Kältezittern, das sich in rhythmischen Muskelkontraktionen äußert. Die durch die Muskelkontraktionen aufgebrachte Energie wird in Wärme umgewandelt.

Das Kältezittern ist allerdings längst nicht so effektiv, wie die Wärmeentwicklung durch aktives Bewegen und reicht auf Dauer auch nicht aus, um den Körperkern zu schützen. Wenn Sie anfangen zu zittern, und auch Bewegung nicht mehr hilft, die Kälte loszuwerden, sollten Sie sich flugs wärmer anziehen oder einen beheizten Raum aufsuchen. Am besten arbeiten Sie außerdem generell in Ihrem Training weiter an Ihrem Muskelaufbau, denn Ihre Muskulatur ist nicht nur Wärmeproduzent, sondern auch Wärmeisolator. Ideal ausgestattet sind Sie mit einer Muskelmasse, die mehr als 40 Prozent ihres gesamten Körpergewichtes ausmacht. Durch ein gezieltes Training können Sie das erreichen und so Ihre Muskulatur ein Leben lang auf einem guten Level halten. Den Rest erledigt – was den Kälteschutz angeht – die moderne Sportbekleidungsindustrie für Sie.

Für jeden Sport das richtige Shirt

Trägt ein Sportler die richtige Kleidung, ist die kalte Jahreszeit kein Grund den Kopf einzuziehen. Das gilt nicht nur für Wintersportler, die sich beim Ski-, Snowboardfahren oder Langlauf auf die Piste wagen. Auch Läufer oder Fahrradfahrer profitieren von Funktionskleidung, die aufgrund ihrer besonderen Struktur und des ausgewählten Materials während der jeweiligen Aktivität dafür sorgen, dass es dem Sportler angenehm warm ums Herz bleibt. Die wichtigste Aufgabe kommt dabei der Unterwäsche zu. Im Wintersport gehört die Funktionswäsche für die meisten Aktiven zur Standardausrüstung dazu, und auch Läufer sind im Winter damit gut ausgestattet.

Alle Stoffe, die die anfallende Feuchtigkeit auf der Haut eines Sportlers direkt nach außen transportieren, unterstützen dessen Thermoregulation. Besonders gut gelingt dies mit synthetischen Fasern, wie beispielsweise Polyester oder Polypropylen. Solche Materialien erzielen insbesondere bei der Unterwäsche in zweiflächigen Textilien einen idealen Effekt: Auf der Innenseite, also direkt auf der Haut, befindet sich die Chemiefaser und transportiert den Schweiß schnell und effektiv vom Körper weg. Die äußere Schicht des Unterhemdes besteht häufig aus Baumwoll- oder Viskosefasern, die wiederum sehr viel Feuchtigkeit aufnehmen können. Der Feuchtigkeitstransport in dieser Materialkombination hält die Haut trockener und bietet einen höheren Tragekomfort. Wer außerdem im Winter unter freiem Himmel aktiv ist, benötigt ein Luftpolster zwischen der Unterwäsche und der direkt darüber liegenden Bekleidung. Die Luft wird durch die abgestrahlte Wärme des Körpers aufgeheizt und hält den Körper damit zusätzlich warm.

In Sportarten, wie dem Skilanglauf, dem Eisschnelllauf oder dem Fahrradfahren ist der Sportler dennoch gefährdet auszukühlen, weil der Fahrtwind die um den Körper befindliche Isolationsschicht aus warmer Luft zerstören kann. Diese Athleten benötigen daher zwar atmungsaktive aber winddichte Bekleidung. Es lohnt sich zudem, die Empfehlungen der Hersteller zu beachten, da es für jede Aktivität und Witterungsbedingung die entsprechenden Funktionstextilien gibt.

Generell sollten Sie sich beim Sporttreiben von Ihrem alten Baumwollshirt verabschieden, ganz gleich in welcher Witterungslage Sie sich befinden oder ob Sie es als Unterhemd oder Trainingshirt benutzen. Textilien, die ausschließlich aus Baumwolle bestehen, haben beim Sport ausgedient. Denn: Der bei der Bewegung produzierte Schweiß, wird von der Faser aufgenommen und sorgt dann für ein triefendes Hemd, das den direkten Kontakt zur Haut hat. Die Wäsche nimmt den produzierten Schweiß dann zwar auf, leitet ihn aber nicht nach außen weiter. Ein Teil des Schweißes verdunstet zudem auf der

Haut und entzieht dem Körper Wärme. Die entstehende sogenannte Verdunstungskälte ist schließlich für das Frösteln nach der Belastung verantwortlich. Das nasse Material reibt außerdem auf der Haut und verursacht Reizungen.

Im Sommer sollten Sportler, speziell bei direkter Sonneneinstrahlung, auf weit geschnittene Bekleidung zurückgreifen. Die Trainingskleidung absorbiert nämlich die Wärmestrahlung der Sonne. Liegt der Stoff dann direkt an der Haut an, leitet das Material die Wärme auch direkt an den Körper weiter. Weite, lockere Kleidung ist deshalb für die Thermoregulation im Sommer vorteilhaft. Kurzärmelige Shirts und kurze Hosen erleichtern die Schweißverdunstung und die Kühlung durch Abstrahlen der Körperwärme.

Noch ein Hinweis für den Sport in der Sonne: Grundsätzlich ist das Training in der prallen Sonne, wegen der starken Hitzeeinwirkung auf den Körper und der eventuell übermäßigen UV-Strahlung, die auf die Haut einwirkt, nicht zu empfehlen. Sollten Sie sich dennoch beispielsweise in einem Tennismatch an einem Sonnentag messen oder über den brütend heißen Golfplatz marschieren wollen, rüsten Sie sich mit einem guten UV-Schutz aus. Wasserfeste Sonnencreme und eine Kappe gehören zur Grundausstattung, einen zusätzlichen UV-Schutz bietet spezielle Kleidung mit UV-Strahlen-Filter. Wer beim Sport gerne an der frischen Luft ist, handelt gesundheitsbewusst und erspart sich späteres Leiden, indem er seine Haut vor übermäßiger UV-Strahlung und einem möglichen Sonnenbrand schützt.

Z wie Zeitmanagement

Bewegung? Selbstverständlich!

Manager in Spitzenfunktionen arbeiten mindestens 60 Stunden pro Woche, selten liegt das Pensum darunter. Oft müssen noch etliche Stunden drauf gepackt werden, um die Geschicke der Firma so zu beeinflussen, wie es sich eine Führungskraft vorstellt. Sport und Bewegung im Alltag zu integrieren ist angesichts dieser Arbeitszeiten vor allem dann besonders schwierig, wenn die körperliche Ertüchtigung als notwendiges Übel oder Anhängsel betrachtet wird. Anders ist es, wenn körperliche Aktivität einen selbstverständlichen Platz im Tagesplan einnimmt. Dann kann gezielte Bewegung den entscheidenden Vorteil entfalten, den die nachfolgend zitierten Führungskräfte erspüren: Körperliche Aktivität hält den Geist auf Trab! Sie erhält und steigert die mentale Leistungsfähigkeit, sie verbessert das allgemeine Wohlbefinden, dient als Ausgleich und macht die Menschen zufriedener. Damit geht der Job einfach besser von der Hand.

Wer bisher noch nicht die geeignete Strategie gefunden hat, um den Sport in seinem Alltag zu integrieren oder bislang das Gefühl hatte, dass er seine Aktivitäten in die Nachtstunden verlagern muss, um seine Fitness zu erhalten, liest hier, wie es andere schaffen. Nutzen Sie die Erfahrungen von Ihresgleichen und übernehmen Sie die Tipps, die zu Ihnen passen.

Die Sporttasche immer dabei

Andreas Duchmann, 1984 geboren, Prokurist und Vertriebsleiter bei der usd AG in Frankfurt am Main. Seine Arbeitswoche umfasst etwa 50 bis 60 Stunden. Sein Sportpensum: zweimal Krafttraining für eine Stunde und zwei- bis dreimal circa 45 Minuten Laufen oder zwei Kilometer Schwimmen – alles mal mit und mal ohne Personal Trainer: „Ich plane den Sport an einem Tag in der Woche fest ein und mache dann pünktlich Feierabend. Der Sport fällt einem selbst dadurch viel leichter. Außerdem wissen Kollegen um den privaten Termin und legen Meetings, sofern möglich, in die Zeit davor oder auf einen anderen Tag. Dringende E-Mails beantworte ich dann noch nach dem Training.

Außerdem versuche ich einen Tag in der Woche im Home Office zu arbeiten. Beruf und Sport lassen sich dann perfekt miteinander kombinieren. Den Sport kann ich an solchen Tagen viel einfacher und flexibler einbauen und tatsächlich umsetzen. Zum Schwimmen gehe ich beispielsweise morgens vor der Arbeit oder ich nutze die Mittagspause für meine Joggingrunde. Wenn es zeitlich eng wird, plane ich ein Übungsprogramm ein, das ich in 20 bis 30 Minuten absolviere und für das ich nur wenig Platz benötige. Viel Zeit spare ich durch das Training mit meinem Personal Trainer, er passt sich an mich an und stimmt das Training ideal auf mich ab – das ist extrem effizient und erfolgreich. Meine Tasche fürs Training packe ich eine Woche im Voraus und habe sie im Auto dabei. Der Umweg nach Hause entfällt und man kommt gar nicht erst in die Versuchung, zu Hause zu bleiben. Außerdem ist die Familie nicht enttäuscht, wenn man nach fünf Minuten wieder geht."

Fazit: Personal Trainer, ein fester Trainingstag pro Woche, Home Office, Organisation der Sporttasche.

Die Einstellung macht's

Rolf Graf, 1953 geboren, hat bis 2016 als Geschäftsführer in der Automobilindustrie 70 bis 80 Stunden pro Woche gearbeitet. Graf war in unterschiedlichen Städten tätig und ist am Wochenende nach Hause zur Familie gefahren. Sein Sportpensum: zweimal pro Woche Laufen, ein- bis zweimal Krafttraining: „Zeitmanagement ist für mich Planungsmanagement, für den Sport habe ich deshalb feste Slots vorgesehen. Die muss man dann natürlich diszipliniert einhalten. Der Zeitplan im Büro muss eine gewisse Flexibilität zulassen, die dann konsequent für die eigenen Bedürfnisse genutzt wird. Da muss man egoistisch sein, denn die Erfahrung zeigt, dass die Arbeit besser von der Hand geht, wenn der Kopf frei ist. Ich bin vor dem Frühstück oder nach der Arbeit gelaufen. Im Winter sind die Bedingungen dafür erschwert, dann habe ich mich auf mein Stationsfahrrad geschwungen. Krafttraining habe ich meist am Wochenende im eigenen Kraftraum gemacht. Meine Sekretärin habe ich gebeten, für Geschäftsreisen Hotels zu buchen, in denen Gymnastik oder ein Fitnesstraining möglich war."

Fazit: An sich denken, die Assistenz für Fitnessangebote auf Reisen sensibilisieren, Möglichkeiten im eigenen Wohnraum schaffen, feste Sportzeiten diszipliniert einhalten.

Gunter Künstler, 1963 geboren, Besitzer des Weingutes Künstler in Hochheim am Main im Rheingau; er zählt seine Arbeitsstunden nicht mehr. Sein Sportpensum, teilweise mit und ohne Personal Trainer: Laufen, Krafttraining, Rückenschule im Wechsel, zwei- bis dreimal pro Woche, jeweils 60 bis 90 Minuten, ab 2017 will der frühere Leistungsturner wieder versuchen zu turnen. Künstler profitiert in seiner Organisation für den Sport vermutlich auch von seiner Einstellung: „Ich habe aufgehört die Arbeitsstunden zu zählen – ich verändere Dinge. Dafür arbeite ich viel, aber ich lerne auch viel kennen. Das gehört alles zu meinem Leben und damit ich mein Talent im Weinbau nutzen kann, brauche ich den Sport als Ausgleich.

Ich gehe Laufen, wenn ich merke, dass ich es brauche. Dafür unterbreche ich dann die Arbeit eben. Laufen geht ja eigentlich immer, einfach die Turnschuhe an und los geht's. Hinterher bin ich leistungsfähiger und freundlicher zu meinen Mitarbeitern. Wenn ich auf Reisen bin oder es zeitlich ganz eng wird, greife ich auf mein Kurzprogramm mit Kraft- und Stabilisationsübungen zurück und auf die effiziente Betreuung meines Personal Trainers. Sonst sind die Trainingseinheiten an festen Tagen eingeplant."

Fazit: Persönliche Einstellung, Bewegung gezielt gegen hohe akute Arbeitsbelastung einsetzen, feste Zeiten mit und ohne Personal Trainer.

Den Biorhythmus nutzen

Dr. Adalbert Missalla, 1955 geboren, Orthopäde und Sportmediziner, Gründer und ärztlicher Direktor der Ortho-Klinik

Rhein/Main sowie der integrierten orthopädischen Praxis in Offenbach am Main, 70 bis 80 Arbeitsstunden pro Woche. Dieser Umfang umfasst die Arbeit am und mit den Patienten, Verwaltungsaufgaben sowie die Zeit für Literaturrecherche, um stets auf dem neuesten Stand wissenschaftlicher Erkenntnisse zu sein. Sportpensum: drei- bis viermal für 30 bis 60 Minuten: Joggen, Fahrradfahren, Krafttraining, Gymnastik. „Meine Arbeit ist wie mein Hobby, sie macht mir Spaß und ich empfinde ein hohes Arbeitspensum selten als belastend. Den Sport brauche ich trotzdem, um mich geistig und körperlich wohlzufühlen. Mein Wecker klingelt morgens um halb sieben, aber manchmal werde ich schon eine dreiviertel Stunde vorher wach. Dann stehe ich auf und beginne den Tag meist mit Sport. Was ich mache hängt davon ab, wie ich am Tag zuvor trainiert habe. Wenn ich laufen war oder auf meinem Stationsfahrrad trainiert habe, mache ich tags darauf Gymnastik oder Krafttraining an meinem Multifunktionsgerät. Hanteln und andere Kleingeräte habe ich auch zu Hause. Bei der Arbeit habe ich zwei Dienstfahrräder angeschafft. In der Mittagspause fahre ich bei schönem Wetter am Main entlang. Zwei- bis dreimal am Tag dehne ich mich intensiv. Das geht zwischendurch, wenige Minuten reichen da schon aus. An Tagen ohne Patientenkontakt, also wenn Besprechungen oder Verwaltungsaufgaben anstehen, bleibt durchaus auch Zeit für Gymnastik. Grundsätzlich nutze ich die Zeit beim Zähne putzen für Gleichgewichtsübungen. Freie Zeit am Wochenende verbringe ich gerne mit der Familie beim Wandern oder Spazierengehen.“

Fazit: Biorhythmus wahrnehmen, Trainingsgeräte zu Hause einsetzen, Bewegungsmöglichkeiten bei der Arbeit schaffen, auch kurze freie Zeiten konsequent nutzen, Bewegungs- und Familienzeit kombinieren.

Die Idee, den Biorhythmus in die Sportplanung einzubeziehen, hält auch Sportwissenschaftler Professor Ingo Froböse, Leiter des Zentrums für Gesundheit durch Sport und Bewegung an der Deutschen Sporthochschule Köln, für wichtig und klug: „Im Laufe des Tages gibt es Phasen, in denen jeder Mensch mental eingeschränkt belastbar ist. Das ist vor allem um die Mittagszeit, zwischen zwölf und 14 Uhr sowie abends, ab 19 Uhr. Diese Zeit kann man mit Sport zur psycho-physischen Regeneration nutzen, um die vorhergehenden Belastungen zu verarbeiten. Wenn wir über Wirtschaftlichkeit und Zeitmanagement reden, heißt das, die Ressourcen richtig einzusetzen und der körperlichen Aktivität einen anderen Duktus zu geben. Das Mittagstief ist dann zum Beispiel der richtige Zeitpunkt für den Sport. Es ist nicht hilfreich, den Schlaf oder andere Regenerationsphasen zu opfern, um Sport zu treiben. Der Manager muss verstehen, dass die gezielt eingesetzten Pausen den beruflichen Erfolg ausmachen."

Fazit: Biorhythmus beachten, Sport ohne Schlafentzug, Pause als Erfolgsfaktor bewerten, Bewegung nutzen, um mentale Beanspruchung zu verarbeiten.

Abläufe automatisieren

Enrique Tortell, 1966 geboren, einer der Inhaber der Rechtsanwaltskanzlei Tortell und Dr. Smeets in Bad Vilbel, Frankfurt und Mainz. Tortell arbeitet pro Woche um die 60 Stunden, sein Sportpensum umfasst etwa fünf Stunden in der Woche. Er geht zwei- bis dreimal zehn Kilometer Laufen und einmal zur Funktionsgymnastik oder zum Schwimmen. Die Trainingseinheiten umfassen etwa 60 bis 90 Minuten. „Das Laufen ist für mich ein Ritual, das ich mit dem Auslauf unseres Hundes verbinde. Ich stehe morgens auf, schnappe automatisch meine Sachen und laufe meine Runde mit dem Hund. Im Winter laufe ich sobald es hell wird, sonst zwischen sieben und acht Uhr, je nach beruflicher Terminlage. Wenn es morgens mal nicht klappt, gehe ich nach der Arbeit mit dem Hund raus und laufe. Wann immer ich es einrichten kann, gehe ich noch schwimmen oder besuche den Kurs „Funktionsgymnastik" im Fitness-Studio. Funktionstraining macht mir einfach mehr Spaß in der Gruppe, alleine würde ich es wohl eher nicht machen. Zwei meiner Kinder betreiben intensiv Leichtathletik und absolvieren zu Hause in unserem Gymnastikraum regelmäßig ein Stabilisationstraining, da schließe ich mich dann oft an."

Fazit: Dinge, die man sowieso tut, mit dem Sport verbinden (Hundeauslauf), Rituale nach dem Wenn-Dann-Prinzip schaffen: Wenn ich aufstehe, dann gehe ich joggen – also: nicht erst nachdenken, sondern machen! Aber: überlegen Sie trotzdem, was Ihnen Spaß bereitet, um dran zu bleiben; Sportzeit und Familienzeit verbinden.

Individuelle Firmenfitness

Ganz prima ist es natürlich, wenn die Firma Sportangebote vor Ort hat. Die klassischen Betriebssportangebote sind bekannt oder auch Fitnessräume, die von der Belegschaft genutzt werden können. Eine individuelle Trainingsbetreuung im Büro für die Führungskräfte ist allerdings eine Besonderheit. Mike Rodgers und Oliver Kuss, zwei der drei Inhaber der Frankfurter Kommunikationsagentur Hundert Grad, haben sich für ihre leitenden Mitarbeiter ein entsprechendes Modell ausgedacht. Ein Trainingsangebot, mit dem ihre Führungskräfte Zeit sparen, in schweißtreibenden Momenten unter sich bleiben und im Resultat produktiver arbeiten: Firmenfitness mit Personal Trainer.

Die Erfahrungen aus dem Sport mit ihrem eigenen Trainer haben Rodgers und Kuss dazu inspiriert, ihren leitenden Mitarbeitern dieses individuelle Training zu ermöglichen – auf freiwilliger Basis. Dafür haben sie extra einen Raum mit Trainingsutensilien ausgestattet und in einem weiteren Raum eine Dusche installieren lassen. Der Personal Trainer ist im Fitnessraum zweimal pro Woche an festen Tagen für anderthalb Stunden ansprechbar. In dieser Zeit gestaltet er mit den leitenden Mitarbeitern ein individuelles Training für 30 bis 40 Minuten. Und: Der Fitnessraum kann auch unabhängig von den festen Zeiten genutzt werden.

Mike Rodgers: „Die Leute sind unheimlich dankbar und nehmen das Angebot als wertschätzende Geste unsererseits wahr. Diejenigen, die es nutzen, empfinden das Training als ausgleichend zum Büroalltag. Sie gehen zum Training und verlieren nichts dabei. Im Gegenteil, sie gewinnen Brainpower: Sie arbeiten effizienter, effektiver, fühlen sich bei der Arbeit besser und sind zufriedener. Natürlich investieren wir auch durch Weiterbildung in die fachliche Kompetenz unserer Mitarbeiter, aber was nutzt uns die Kompetenz, wenn die Leute durch sind?" Inzwischen besteht das Angebot für alle Mitarbeiter, trotzdem bleiben die jeweiligen Hierarchien unter sich, was durchaus gängig ist. Für Mitarbeiter und Chefs ist es in den meisten Firmen eher ein „No-Go“, beim Sport in der Firma gemeinsam zu schwitzen.

Und was bringt Ihnen das jetzt?

Ganz sicher nehmen Sie aus den vorhergehenden Beispielen mit, dass alle Protagonisten körperliche Aktivität für ihren beruflichen Erfolg und ihr Wohlbefinden als zuträglich erleben. Das allein ist noch nichts Weltbewegendes. Deutlich wird aber: Obwohl allesamt beruflich stark beansprucht werden und private Verpflichtungen haben, bauen sie zusätzlich Sport oder Bewegung in den Tagesablauf ein. Das liegt auch daran, dass die Sportzeit einen gewissen Rahmen nicht übersteigt. Alle Aktivitäten spielen sich in einem Zeitraum von 20 bis 90 Minuten ab. Das ist ein wichtiger Aspekt, den viele Manager vergessen: Es mag sein, dass Ihnen im Beruf gewisse Extreme abverlangt werden – im Sport brauchen Sie diese nicht, um ihr Wohlbefinden, Ihre Gesundheit und Ihre allgemeine Leistungsfähigkeit zu erhalten oder zu verbessern.

Wenn Sie nun auch schaffen wollen, was Ihnen andere vormachen, ist es wichtig zu entscheiden, was Sie aus den Beispielen für Ihren Alltag ableiten können. Wir glauben, dass Sie, auf der Basis dieser Geschichten aus der Praxis, für sich die richtigen Fragen stellen können. Daraus lässt sich ein Gerüst erstellen, mit dem Sie Ihrem Ziel ein großes Stück näher kommen. Überlegen Sie vorab, welche persönlichen Ziele Sie durch mehr Bewegung erreichen wollen: Mehr aktive Zeit im Alltag? Abnehmen? Allgemeine Fitness steigern? Muskeln aufbauen?

Finden Sie heraus, was Ihnen Spaß bereitet, denn – neben Ihrer Selbstdisziplin – hilft Ihnen die Freude an der Bewegung dabei, Ihre Ziele zu erreichen. Machen Sie sich darüber hinaus klar:

- Wie sieht mein Tagesablauf aus?
- Was ist planbar?
- Was ist veränderbar?
- Welche organisatorischen Dinge kann ich vorbereiten, um möglichst wenig Zeit zu verlieren?
- Was passt besser zu mir: Fitness-Studio, Personal Trainer, Heimtraining? Oder ist eine Mischung ideal?
- Kann ich meine Geschäftsreisen beeinflussen?
- Welche Angebote gibt es in der Firma?
- Gibt es Kollegen, die mein Interesse, mehr Sport oder Bewegung im Alltag einzubauen, teilen?
- Kann ich mich mit anderen verbünden, falls es mir wichtig ist, nicht der einzige zu sein, der Bewegung und Pausen gezielt einsetzen möchte?
- Wie will ich Belastungen ausgleichen, die etwa durch Konflikte, Zeitdruck, hohes Arbeitspensum oder langes Sitzen entstehen?
- Welche Sportart, welche Bewegungsform passt zu mir?
- Welche Ressourcen helfen mir besonders gut, um leistungsfähig zu bleiben, Schlaf, Bewegung, Ruhe, Meditation, Musik, Ortswechsel, Gespräche oder was auch immer?
- Welche Ressourcen passen zu welcher Gelegenheit?
- Welche (digitalen) Hilfsmittel kann ich einsetzen, um mich an meine Vorhaben zu erinnern?
- Welche (digitalen) Hilfsmittel unterstützten meine Ziele?

Gerade die letzten beiden Fragen deuten es an: auch ein Fitnessarmband oder diverse Fitness-Apps können Ihnen helfen,

Ihre Ziele zu erreichen. Ob es das Pulsmessen ist, der Schrittzähler, die Dokumentation von Trainingsergebnissen oder eine Motivations-App – nutzen Sie die digitalen Helfer, wenn sie Ihnen dienen. Am Ende aber messen auch diese Geräte nur das, was **Sie** leisten. In diesem Sinne: Beginnen Sie mit Ihrer Aktivitätsplanung – am besten jetzt!

Zu alt – zu spät?

Für Muskelaufbau ist es nie zu spät

Körperliches Training hält fit und jung. Menschen, die bereits seit Jahrzehnten körperlich aktiv sind, können diese Erfahrung bestätigen. Wer sein Leben lang Sport treibt, will seine Aktivitäten kaum noch missen. Was aber ist mit den Menschen, die in ihrer Jugend andere Prioritäten gesetzt haben und erst in reiferen Jahren in Bewegung kommen wollen? Da fragt sich wohl so mancher, ob es überhaupt noch Sinn hat, seinen Körper zu trimmen. Nur Mut! Sie können mehr erreichen als Sie glauben. Wissenschaftliche Studien belegen, dass die Muskulatur ein Leben lang trainierbar ist. Und das selbst dann, wenn ein Mensch zuvor noch niemals Sport getrieben hat. Wenn Kraft, Ausdauer und Beweglichkeit altersbedingt nachlassen, nutzen Sie die Chance, diese Prozesse durch ein geeignetes Training nicht nur aufzuhalten. Sie können in jedem Alter Anpassungsprozesse in Gang setzen und Ihre Leistungsfähigkeit deutlich verbessern.

Fakt ist allerdings, dass die Muskelmasse jedes Menschen im Alter abnimmt. Diese Reduktion ist ab dem 50. Lebensjahr eindeutig nachweisbar. Ohne mit einem gezielten Krafttraining gegenzusteuern, verringert sich die gesamte Muskelmasse zwischen 50 und 60 Jahren um zehn bis 15 Prozent. Irgendwann stehen wir also alle vor dem gleichen Problem. Was dieser „Muskelzustand" bedeutet, ist klar: Wenn die Muskulatur gering und unzureichend ausgeprägt ist, fällt es schwerer bereits geringfügige Belastungen zu „verkraften“. Die gelegentliche Gartenarbeit am sonnigen Samstagnachmittag, die doch früher immer leicht von der Hand ging und deshalb geliebte Gegenwelt zum Alltag war, spürt mancher plötzlich noch bis zum Wochenanfang. Mit mehr Übung und einer besser trainierten Muskulatur würde das sicher anders laufen.

„Der Aufbau von Muskelmasse lohnt sich auch, weil die dadurch erforderliche Bewegung nicht nur den Stoffwechsel, sondern auch die Knochendichte günstig beeinflusst“, erklärt Professor Christine Graf, vom Institut für Bewegungs- und Neurowissenschaften der Deutschen Sporthochschule Köln. Die Zug- und Druckbelastungen auf den Knochen reizen ihn, seine Substanz zu stärken, um der Beanspruchung gewachsen zu sein. Dieser Aufbau erhöht die Knochendichte. „Eine bessere Knochendichte beugt der Entstehung oder dem Fortschreiten einer Osteoporose vor. Aber auch der Erhalt oder die Verbesserung des neuromuskulären Zusammenspiels, sind wichtige Aspekte, um den Alterungsprozess zu verzögern“, so Graf. Die bessere muskuläre Koordination diene überdies der Sturzprophylaxe und auch kognitive Prozesse blieben durch regelmäßige Bewegung in zunehmendem Alter länger erhalten, so die Sportmedizinerin.

Andere wichtige Effekte einer aktiven Muskulatur sind freigesetzte Botenstoffe, die sogenannten Myokine. Sie wirken antientzündlich und halten die Gefäße elastisch. Je mehr Muskulatur der Mensch aufbaut, umso stärker sind diese Effekte. Ein Muskelaufbautraining bewirkt auch, dass Zucker verstärkt am Muskel ausgeschüttet wird. Störungen der Bauchspeicheldrüse werden so verhindert oder reduziert. Die Myokine bewirken hier eine bessere Aufnahme von Glucose in den Muskel, so lässt sich der Blutzuckerspiegel gut senken.

Muskeln + Sauerstoff = hohe Lebensqualität

Ein zweiter – leistungsentscheidender – Faktor ist die Sauerstoffversorgung des Muskels. Damit Sie auch längere Belastungen tolerieren können, muss diese zusätzlich gewährleistet sein. Die Luft von außen benötigen Sie nämlich nicht nur zum Atmen, sondern auch für viele Stoffwechselprozesse im Körper. Die Skelettmuskulatur und die anderen Organe haben einen hohen Sauerstoffbedarf. Die eingeatmete Luft wird in der Lunge an das Blut abgegeben. Das Blut transportiert den Sauerstoff zu den bedürftigen Organen und in die Muskulatur. Während der Arbeit hat der Muskel im Vergleich zu allen anderen Geweben den größten absoluten Sauerstoffbedarf. Nur durch die verstärkte Durchblutung bei Muskelarbeit lässt sich dieser Bedarf decken.

Der Schluss, der sich hieraus ziehen lässt: 1.) Je mehr Muskulatur als Grundlage vorhanden ist, umso mehr Sauerstoff kann sie aufnehmen und umso größer ist die Leistungsfähigkeit der Muskulatur. Zielorientiert und gesundheitsfördernd erreichen Sie mehr muskuläre Leistungsstärke durch ein Krafttraining an Geräten. 2.) Je besser der Gasaustausch im Muskelgewebe funktioniert, umso effektiver und langfristiger arbeitet der Muskel. Für diesen Aspekt ist ein Ausdauertraining besonders erfolgversprechend. Je mehr Sauerstoff ein Muskel bekommt, umso intensiver arbeitet er. Wer eine große „maximale Sauerstoffaufnahme“ hat, kann mehr leisten und es fällt ihm leichter, wodurch sich die Lebensqualität verbessert.

Genau messen lässt sich die maximale Sauerstoffaufnahme mittels der Fahrradergometrie und der gleichzeitigen Spirometrie (Atemgasanalyse). Dieses Verfahren wird vorwiegend an sportmedizinischen Instituten vorgenommen. Eine einfachere Methode ist jedoch für die Bestimmung der maximalen Sauerstoffaufnahme im Freizeitsport völlig ausreichend. Man nimmt das Alter, die Herzfrequenz und die maximal erreichte Wattzahl der Person während der Fahrradergometrie und vergleicht diese Werte mit den Angaben in dafür vorgesehenen Tabellen. Mit dieser Methode kann man Rückschlüsse auf die individuelle maximale Sauerstoffaufnahme ziehen. Sie lässt sich auch im Verein, beim Arzt oder im Fitness-Studio durchführen.

Eine schlechtere maximale Sauerstoffaufnahme mit zunehmendem Alter hängt also teilweise auch mit der altersbedingt abnehmenden Muskelmasse zusammen. Dieser Verlauf ist durch den Verlust an Muskelfasern und eine geringere Faserdicke gekennzeichnet. Zudem ermüdet ein alter Muskel schneller und kontrahiert langsamer. „Der Abbau der Muskulatur und die dadurch bedingte geringere Leistungsfähigkeit ist eine Folge des abnehmenden Testosteronspiegels“, erklärt Graf. Die allgemeine Abnahme an Testosteron pro Jahr nach dem vierten Lebensjahrzehnt liegt bei bis zu knapp drei Prozent pro Jahr.

Ganz praktisch könnte sich das Ergebnis dieser Prozesse wie folgt anfühlen: Endlich hat man mal wieder ein Wochenende frei und es bietet sich an, gemeinsam mit der Frau oder dem Mann, die alte Radstrecke zu bezwingen. Ist ja kein Problem, die paar Steigungen schafft man schon. Früher ging's doch auch! In einer Stunde, so der Irrglaube, sei man wieder zu Hause. Beim Fahren arbeitet jetzt die Skelettmuskulatur und somit steigert sich deren Durchblutung. Beim ersten Anstieg ist die Anstrengung deutlich spürbar, aber eine Blöße mag man weder sich noch dem Partner gegenüber geben. Den Blick voraus und durch! Erleichterung macht sich breit als es endlich wieder abwärts geht. Und schon kommt der nächste Berg – eindeutig zu früh! Die Muskulatur ist noch nicht erholt, die ausreichende Sauerstoffversorgung ist nicht mehr gewährleistet. Der Aktive ist frühzeitig erschöpft. Die Muskulatur ist überanstrengt, der Pulsschlag befindet sich schnell im roten Bereich. Ab jetzt heißt es: schieben. Aus einer Stunde werden plötzlich zwei und die Frustration ist groß.

Der einzige Trost: Es gibt genug Menschen, die bereits mit dreißig oder vierzig Jahren diese Probleme haben. Sie könnten aber auch als 50-Jähriger versuchen, einfach besser drauf zu sein als manch junger Kollege. Dann können Sie mit Ihrer Fitness glänzen, denn: trainierte Menschen sind untrainierten in allen Altersstufen in der körperlichen Belastbarkeit überlegen. Überdies senken Sportler ihr Sterblichkeitsrisiko um ca. 30 Prozent. Und, obwohl das Testosteron mit zunehmendem Alter eigentlich abbaut, wird durch sportliche Aktivität akut vermehrt von dem Hormon gebildet – insbesondere bei Männern. Diese unmittelbare Testosteronbildung bei regelmäßigem Training unterstützt, sichert und verstetigt den Muskelaufbau.

Sie können es besser!

Mit einem regelmäßigen Kraft- und Ausdauertraining erreichen Sie die besten Effekte gegen den Alterungsprozess. Damit kann jeder seine körperliche und geistige Entwicklung positiv beeinflussen und viele Lasten des Alters auf Abstand halten. Ideal ist es, dafür ein Gerätetraining mit Laufen, Schwimmen oder Fahrradfahren zu kombinieren. Damit es Ihnen nicht irgendwann so geht wie dem Fahrradfahrer in unserem Beispiel, bleiben Sie an Ihrem Training dran und intensivieren Sie es, wenn Sie sich bereits daran gewöhnt haben. Wenn Sie unser Beispiel aufgerüttelt hat, entfernen Sie sich vom derzeitigen Ist-Zustand. Die Natur hat all ihren Geschöpfen die hohe Kunst der Adaptation (Anpassung) geschenkt. Auch ein älterer oder wenig gebrauchter Muskel kann deshalb bei regelmäßigem Training wieder in Hochform kommen. Sie müssen nur den Willen haben sich zu erheben. Vielleicht findet sich noch ein Trainingspartner, der ähnliche Veränderungen zu beklagen hat. Gemeinsam klappt es meistens doch etwas besser. Informieren Sie sich in Vereinen über diverse Sportangebote oder Lauftreffs. In Fitness-Studios lassen sich Kraft- und Ausdaueraspekte gleichermaßen trainieren.

Aber auch ein Training von Koordination und Beweglichkeit trägt zu einem Erhalt der Lebensqualität bei. Außerdem: wenn Sie mit dem Training beginnen, freuen Sie sich über Ihre Erfolge und tauschen Sie sich mit anderen aus. Denken Sie jedoch daran, dass jeder Mensch wegen des unterschiedlichen Muskelpotentials von verschiedenen Voraussetzungen ausgeht. Ziehen Sie deshalb keine Vergleiche. Wichtig ist, wie Sie sich fühlen. Ein Personal Trainer hilft Ihnen unter Umständen dabei, sich von externen Treibern zu befreien und sich auf Ihre individuellen Bedürfnisse zu konzentrieren. Und damit wäre dieses Buch am Ende angelangt, während Sie, mit der Konzentration auf sich, bei „A wie Aufwärmen" loslegen könnten. Wir wünschen Ihnen dabei viel Erfolg und vor allem viel Spaß!

Glossar

A

Adaptation
biologische Anpassung; die Adaptation ist die organische und funktionelle Umstellung des Organismus auf innere und äußere Anforderungen. Diese Anpassungsfähigkeit des Organismus gehört zur Evolution und ist ein wesentliches Kennzeichen des Lebens. Anpassung heißt nicht nur, sich für neue Anforderungen zu rüsten. Der Körper passt sich auch an, wenn Reize abnehmen. D.h. bei verminderter körperlicher Aktivität baut beispielsweise Muskulatur ab. Anpassung ist daher reversibel und muss für den Aufbau von körperlicher Fitness stets aktiv erworben werden. An abbauende körperliche Fitness passt sich der Organismus durch zunehmende Inaktivität an.

Aerob
hier: Stoffwechselprozesse bei denen die Energiebereitstellung im Körper überwiegend unter Beteiligung von Sauerstoff ablaufen, z.B. bei einer Ausdauerbelastung.

Anaerob
hier: Stoffwechselprozesse, bei denen die Energiebereitstellung überwiegend ohne Beteiligung von Sauerstoff läuft, z.B. ein Zehn-Meter-Sprint.

Agonist und Antagonist
Muskeln arbeiten als „Spieler“ (Agonist) und „Gegenspieler“ (Antagonist): Der Agonist führt die Bewegung in eine Richtung aus, der Antagonist führt die Bewegung in die Gegenrichtung. Je nach Bewegungsmuster, beispielsweise beim Strecken und Beugen eines Gelenkes, wechseln die Muskeln in ihrer Rolle als Agonist und Antagonist.

Aorta
Hauptschlagader, größte Arterie des Körpers, befördert sauerstoffreiches Blut in die Organe.

Atemfrequenz
Anzahl der Atemzüge pro Minute.

Autonom
selbständig, unabhängig

Autosuggestiv
sich selbst beeinflussend

B

Blutzuckerspiegel
ein bestimmter Gehalt an Blutzucker im Blut.

D

Disposition
Veranlagung

Dynamisches Sitzen
bedeutet, sich während der Arbeit immer wieder vom Stuhl zu lösen. Und es bedeutet außerdem, sich beim Sitzen auf dem Stuhl zu bewegen.

C

Conconi-Test
ist ein Verfahren, durch das die Ausdauerleistungsfähigkeit einer Person mit Hilfe der Herzfrequenz ermittelt wird. Der Test gibt Aufschluss darüber, bei welcher Herzfrequenz der Sportler noch im aeroben Bereich trainiert. Dadurch lässt sich festlegen, wie hoch die Intensität für das Ausdauertraining sein darf. Wird der Test nach einiger Zeit wiederholt, zeigt sich, welche Veränderungen innerhalb eines Trainingszyklus eingetreten sind. Das Prinzip des Tests: Während der Belastungswiderstand steigt, läuft oder fährt der Sportler bei gleichbleibender Geschwindigkeit. Dabei erhöht sich dessen Herzfrequenz kontinuierlich und linear. Ab einer bestimmten Arbeitsintensität kommt es jedoch zu einem Knick: Der sogenannte Herzfrequenzumschlagpunkt ist erreicht. Der Sportler kann seine Arbeit zwar noch leisten, die Herzfrequenz steigt aber nicht mehr im selben Maße an wie zuvor. Hier ist eine Schwelle erreicht, bei der die weitere Sauerstoffaufnahme geringer ausfällt. Die jeweilige Herzfrequenz zu diesem Zeitpunkt ist dann diejenige, mit der in den nächsten Wochen trainiert werden sollte, damit sich die aerobe Ausdauerleistungsfähigkeit verbessert. Hilfreich ist dies beispielsweise zur Vorbereitung auf ein bestimmtes Leistungsziel.

Crosstrainer
ist die Bezeichnung für ein Gerät mit dem man sein Herz-Kreislauf-System trainieren kann. Der Bewegungsablauf bezieht stets Arme und Beine in die Bewegung mit ein. Die Konstruktion des Crosstrainers ermöglicht es, sehr gelenkschonend zu üben. Anfänger können außerdem die Armbewegung anfangs weglassen und sich am Gerät an speziellen Griffen festhalten. So ist der zunächst ungewohnte Bewegungsablauf, leichter zu erlernen.

E

Elektro-Kardiogramm (EKG)
misst die Herzaktivität und stellt den Verlauf der Herzfrequenz dar.

Energiebilanz
das Verhältnis von Energieaufnahme (=Kalorienzufuhr) und Energieverbrauch (=Kalorienverwertung)

Enzyme
Eiweißstoffe die von lebenden Zellen erzeugt werden und die chemische Reaktionen, die einem Auf- oder Abbau dienen, beschleunigen und steuern (sogenannte Biokatalysatoren)

F

Fahrradergometer
ist ein stationäres Fahrrad, das es ermöglicht, mit unterschiedlichen Belastungsstufen zu trainieren. Moderne Fahrradergometer bieten verschiedene Trainingsprogramme und eine automatische Pulskontrolle.

Fettstoffwechsel
die Energiebereitstellung durch Fette

Fitness
beschreibt ein Körpergefühl und eine bestimmte Lebensweise, die sich aus einem guten Trainingszustand heraus häufig von selbst ergibt. Im klassischen Sinne spricht man von einer guten Fitness, wenn die Komponenten Ausdauer, Kraft, Koordination und Beweglichkeit durch ein entsprechendes Training gleichermaßen gut geschult wurden. Wer einen guten Fitnesszustand hat, der besitzt eine „gute Kondition“. Die Ausdauer bezieht sich auf das Herz-Kreislauf-System und die Fähigkeit über einen längeren Zeitraum eine konstante Leistung zu erbringen (z.B. Jogging, Walking,

Schwimmen, etc.). Eine gute Ausdauer sorgt dafür, dass die Aufholjagd nach dem gleich wegfahrenden Bus, ohne Schaden zu bewältigen ist.

Die Kraft der Muskeln ist nötig, um bestimmte Alltagsleistungen mühelos erledigen zu können. Dabei ist besonders die Kraftausdauer wichtig. Diese ist für eine gute Körperhaltung, die möglichst den ganzen Tag über beibehalten werden soll, erforderlich.

Die Koordination beschreibt das Zusammenspiel der Muskulatur mit dem Gehirn. Alle Bewegungen müssen gesteuert werden und laufen bei gut ausgebildeter Koordination harmonisch ab. Je besser die Koordination trainiert ist, umso leichter fallen auch kompliziertere Bewegungsabläufe. Dies ist gleichzeitig ein ideales Gehirntraining, was wiederum verdeutlicht, dass ein guter Fitnesszustand auch die geistige Verfassung einbezieht. Die Beweglichkeit ist ein leistungsbegrenzender Faktor. Bei ungenügender Beweglichkeit sind bestimmte Bewegungsabläufe nicht ausführbar, weil beispielsweise, die volle Kraft dafür nicht ausgenutzt werden kann. Wer diese vier gennannten Komponenten gut ausfüllt, fühlt sich meistens körperlich und geistig wohl und ist in vieler Hinsicht leistungsfähiger als andere.

G

Grundspannung
beschreibt zum einen die natürlich vorhandene Spannung eines Muskels, zum anderen die willkürlich aufgebaute Anspannung vor einer bestimmten Bewegungsausführung.

H

Herz-Kreislauf-System
unterscheidet sich in drei Teilbereiche: die Blutgefäße, das Herz, die Arterien und die Venen. In den Blutgefäßen erfolgt der Stoffaustausch, das Herz sorgt durch seine Pumpleistung für den Blutfluss, die Arterien und Venen verbinden beide Bereiche, indem sie Blut zum Herzen hinführen und wegleiten.

Herzkranzgefäße
sind kleine Arterien, die direkt am Herzmuskel liegen, ihn umranken und das Herz unmittelbar mit Sauerstoff versorgen.

Hormone
körpereigene Wirkstoffe, die gezielt auf bestimmte Organe einwirken und deren biochemische und physiologische Funktion reguliert.

I

Immunsupressiv
das Abwehrsystem unterdrückend

Intensität
Belastungsstärke

Intramuskulär
innerhalb des Muskels

Ist-Zustand
hier: die momentane körperliche Verfassung.

K

Kohlehydratspeicher
Kohlehydrate setzen sich aus unterschiedlichen Zuckermolekülen zusammen. Der Mensch hat die Fähigkeit, Kohlehydrate in gewissem Maße in Leber und Muskulatur zu speichern. Wenn die Speicher nach besonderen Belastungen entleert sind, müssen sie durch entsprechende Nahrungsaufnahme wieder gefüllt werden. Andernfalls kommt es zum Leistungsabfall.

Kohlendioxid
hier: Abbauprodukt im Zusammenhang mit dem Gasaustausch im menschlichen Gewebe, wird über die Luge abgeatmet.

Koordination
ist ein geordnetes, harmonisches Zusammenspiel der bei einer Bewegung tätigen Muskeln.

Koordination, intermuskulär
beschreibt ganz speziell das Zusammenspiel zwischen dem Zentralnervensystem und verschiedenen Muskelgruppen.

Koordination, intramuskulär
bezieht sich auf das Zusammenwirken des Zentralnervensystems und der Muskelfasern innerhalb des Muskels.

L

Lordose
hier: die Biegung der Wirbelsäule nach bauchwärts. Die Halswirbelsäule und die Lendenwirbelsäule bringen naturgemäß eine Lordose mit. Nur bei einer übermäßigen Ausprägung der Lordose etwa in der Lendenwirbelsäule spricht man vom „Hohlkreuz“.

M

Muskeltonus
ist ein bestimmter Spannungszustand der Muskulatur, der durch den Einfluss von Nerven bedingt ist.

P

Physiologisch
natürliche Lebensvorgänge im Organismus betreffend, hier: in den natürlich vorgegebenen Bewegungsmöglichkeiten der Gelenke trainieren.

Prophylaxe
Vorbeugung

R

Reflektorisch
beschreibt eine automatische Reaktion, die nicht willentlich steuerbar und unmittelbar mit einem Reflex verbunden ist.

Reflex
ist eine unwillkürliche Reaktion eines Muskels oder einer Muskelgruppe auf einen Reiz, der von außen eintrifft.

S

Sauerstoffaufnahme, maximale
gibt die Menge an Sauerstoff an, die in einer bestimmten Zeit bei größtmöglicher körperlicher Arbeit aufgenommen wird. Sie ist ein begrenzender Faktor für die Leistungsfähigkeit des Menschen und ein Maß für die Ausdauerfähigkeit des Aktiven. Die Leistungsfähigkeit von Herz und Kreislauf ein wesentlicher Faktor für die Größe der maximalen Sauerstoffaufnahme.

Soll-Zustand
ist hier der persönlich angestrebte Trainingszustand.

Somatische Intelligenz
ist die Fähigkeit des Körpers, sich intuitiv richtig zu verhalten.

Stepper
ist ein Übungsgerät, um die Ausdauerleistungsfähigkeit zu trainieren. Dabei simuliert man den Bewegungsablauf des Treppensteigens, allerdings ohne dabei den Fußkontakt zur Pedale des Gerätes zu verlieren.

Stoffwechselendprodukte, -schlacken
Abbauprodukte die, beispielsweise durch Muskelarbeit, entstanden sind.

U

Umfang
hier: der Trainingsumfang. Dieser bezeichnet wie häufig beispielsweise in der Woche trainiert wird oder wie viele Serien von einer bestimmten Anzahl von Gymnastikübungen gemacht werden sollen.

W

Wahrnehmung, optische
entspricht dem, was über die Augen, also visuell oder optisch, wahrgenommen wird.

Wasserbilanz
das Verhältnis von Wasseraufnahme und Wasserverbrauch

Stichwortverzeichnis

Quellen

Ernährungsberaterin Claudia Osterkamp-Baerens:
www.topathleat.de/

Internetseiten der Aktion Gesunder Rücken e.V.:
www.agr-ev.de

Internetseiten des Bundesverbandes Personal Training:
www.bdpt.org/
http://www.bdpt.org/haeufige-fragen.html#c45

Internetseiten der Deutschen Gesellschaft für Ernährung:
www.dge.de
https://www.dge-medienservice.de/richtig-trinken.html

Internetseiten des Deutschen Sportstudio Verbandes:
DSSV: http://dssv.de/ueber-uns/ueber-den-dssv/

Internetseiten der Hohenstein Institute:
http://www.hohenstein.de/de/inline/pressrelease_123136.xhtml?excludeId=123136

Internetseiten des Karlsruher Instituts of Technology, Deutsches Walking Institut:
https://www.walking.de/176.php
https://www.walking.de/178.php

Internetseiten der Techniker Krankenkasse:
www.tk.de
Beweg dich, Deutschland – TK-Bewegungsstudie 2016, herausgegeben von der Techniker Krankenkasse, Bereich: Markt und Kunde, Fachbereich Gesundheitsmanagement, Hamburg:
www.tk.de, Webcode: 820692

Bernstein, D. A. & Borkovec, T. D. (1995), Entspannungstraining. Handbuch der progressiven Muskelentspannung, 7. Auflage, München: Verlag J. Pfeiffer.

De Marées, H., (2003), Sportphysiologie, korrigierter Nachdruck der 9., völlig überarbeiteten und erweiterten Auflage, Köln: Sport & Buch Strauß.

Deutscher Olympischer Sportbund (DOSB) Bestandserhebung, Fassung vom 1. Nov. 2016 (Stichtag der Erfassung 1. Jan. 2016) https://www.dosb.de/fileadmin/sharepoint/Materialien%20%7B82A97D74-2687-4A29-9C16-4232BAC7DC73%7D/Bestandserhebung_2016.pdf

DSSV e.V. Arbeitgeberverband deutscher Fitness- und Gesundheits-Anlagen, Eckdaten 2017 der deutschen Fitness-Wirtschaft, Stand: März 2017

Graf, C. (Hrsg.) (2012), Lehrbuch Sportmedizin; Basiswissen, präventive, therapeutische und besondere Aspekte, 2. völlig überarbeitete und erweiterte Auflage, Köln: Deutscher Ärzte-Verlag.

Halle, M., (2012), Zellen fahren gerne Fahrrad. Mit gesunden Gefäßen länger jung bleiben, München: Mosaik-Verlag.

Informationsdienst der Techniker Krankenkasse, TK spezial Hessen, Ausgabe 2/2012, Sport als Therapie, Interview mit Prof. Dr. Dr. med. Winfried Banzer.

Kindermann, W., (2016), Der Herztod beim Sport – ein Paradoxon? Hessisches Ärzteblatt 9/16, S. 501–505.

Thomas R. Köhler, Besser leben mit Hightech! Selbstoptimierung mit Smartwatch, Fitness-Band und Co., Frankfurt am Main: Frankfurter Allgemeine Buch (im Erscheinen).

Lindel, K., (2006), Muskeldehnung: Grundlagen Differentialdiagnostik, Therpeutische Dehnungen, Eigendehnungen, Sehen – Verstehen – Üben – Anwenden, Belin/Heidelberg: Springer-Verlag.

Scheid, V. & Prohl, R. (Hrsg.) (2014), Kursbuch Sport 1: Sportbiologie, 8. korrigierte Auflage, Wiebelsheim: Limpert-Verlag.

Weineck, J. (2003), Optimales Training. Leistungsphysiologische Trainingslehre unter besonderer Berücksichtigung des Kinder- und Jugendtrainings, 13. Auflage Balingen: Spitta Verlag.

Weineck, J. (2000), Bewegung und Sport – wozu? Forchheim: Promotion-Service Zenk.

Projekt „Faktencheck Gesundheit“: Spotlight Gesundheit, Daten, Analysen, Perspektiven, Nr. 5/2016, Rückenschmerzen. Bertelsmann Stiftung, Gütersloh.

Die Autorin und der Autor

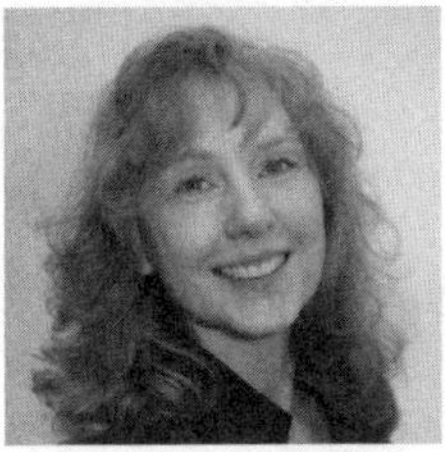

Yvonne Wagner ist Diplom-Sportlehrerin und arbeitet als Referentin für Presse- und Öffentlichkeitsarbeit bei der Techniker Krankenkasse. Überdies ist sie als freie Journalistin und Autorin tätig. Wagner verfügt über jahrelange Erfahrung als Fitness-Trainerin und war als Judoka aktive Leistungssportlerin. Fast 20 Jahre hat sie sich als freie Mitarbeiterin der F.A.Z. den Themen Sport und Gesundheit gewidmet. Ihr Diplom-Sportstudium hat sie an der Deutschen Sporthochschule Köln absolviert.

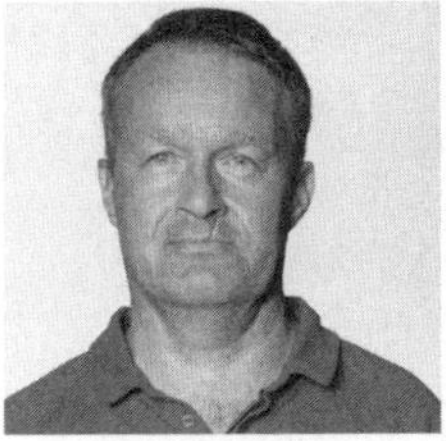

Dr. phil. Andreas Schlumberger ist promovierter Sportwissenschaftler mit Arbeits- und Forschungsschwerpunkten auf dem Konditions- und Fitnesstraining in Rehabilitation, Prävention, Freizeitsport und Leistungssport. Nach seiner wissenschaftlichen Tätigkeit und anschließenden Promotion am Institut für Sportwissenschaften der Johann-Wolfgang-Goethe-Universität in Frankfurt am Main, arbeitete er an der renommierten Klinik für Sport und Unfallverletzte EDEN Reha in Donaustauf. Seit 2005 ist er als Fitness- und Reha-Trainer bzw. Performance Spezialist im Profi-Fußball tätig (1. FC Nürnberg, Junioren-Nationalteams des DFB, Borussia Dortmund). Aktuell ist er Teamleiter Rehabilitation und Prävention bei den Profis des FC Bayern München.